「見た目」が若くなる女性のカラダの医学

国際医療福祉大学教授
山王メディカルセンター
女性医療センター長
太田博明
Ohta Hiroaki

さくら舎

はじめに

「いつまでも若々しくキレイで元気に暮らしたい」

多くの女性の願いでしょう。

なんだか欲張りのようですが、実は、欲求としてはとても正しいのです。というのも、**「見た目」と健康状態には密接な関係があります。見た目が若々しい人ほど、病気のリスクが低く、より健康で長生きであることが、近年の研究で明らかになってきました。**

本文で詳しくお話をしていますが、「美しくなりたい」と思い、そのように努力をすることは、健康につながります。

見た目は健康の重要なバロメーターとなっています。

ですが、だからといって、体の不調を感じているのに、ないがしろにしていいということにはなりません。

女性は美容に対する意識の高い人がとても多いのですが、その一方で、女性特有の症状や病気など健康に関することはおろそかにし、あとまわしになっているように感じます。

たとえば、月経の1週間ほど前から急にイライラして怒りっぽくなったり、体がむくんだり、便秘がちになったりと、不快な症状があらわれるPMS（月経前症候群）と、閉経前後の女性にあらわれる倦怠感《けんたいかん》やほてり、発汗、冷え、不安、うつなどの更年期障害によって、女性の生産性は著《いちじる》しく損《そこ》なわれており、**年間7兆円ものロス**が発生しているといわれています。

それだけではありません。月経痛を「いつものことだから仕方ない」と放置していると、子宮内膜症などの病気になったり、そのため子どもが産めなくなったりすることもあります。

こうした女性特有の症状は、月経や更年期など女性の体に関する知識さえあれば、うまく対処をしてトラブルを避けることができます。裏を返せば、これまで、自分の体や健康について知らなすぎるために損をしてきた女性がたくさんいるということです。

女性は、女性ホルモンによって、日々、変化をしています。

このことを理解するだけでも、人生はガラリと変わるかもしれません。それほど、女性は女性ホルモンの影響を受けながら生きています。女性ホルモンは、「美の女神」であり「心身の守護神」でもあるのです。

女性の生き方の選択肢が増え、女性が輝く時代になりつつあるといわれます。政府も、女性の活躍をあと押しすべく、女性の自己実現や社会参加を促《うなが》すために必要な法制度の整備を進めています。

真に女性が活躍し、いきいきと輝いて生きていくには、やはり健康であることが絶対です。そして、そのためには、**女性特有の心身の変化や症状・病気に関する知識が不可欠です**。知っているだけで、手を打てることはたくさんあります。

本書では、そうした女性の体に関する基礎知識から、健康を維持・増進し、それによって見た目も若くなるための方法、体の変調との上手な付き合い方までをわかりやすくまとめました。

2人に1人は90代を迎えるほど女性の一生は長くなっています。つまり、いくつになっても若々しくキレイでいる期間を伸ばすことも可能です。1人でも多くの女性が、美しく輝きながら、かつ充実した人生をより長く送れますように。本書がその一助になれば幸いです。

目次

健康と美の秘訣は「女性ホルモン」　31

第2章　見た目のキレイを目指すことで、体内も若くなる

第3章　女性のカラダの一生とセルフケア

第4章　カラダの変調との上手な付き合い方

「見た目」が若くなる女性のカラダの医学

第1章 見た目が若い女性は、カラダも健康で美しい

「見た目」は医学的に重要な要素

近年の研究によって、「見た目の若さ」と「体内の若さ＝健康」には関係があり、元気で長生きするためには、若々しくキレイでいることが重要だとわかってきました。

たしかに、加齢は老化の一番の要因です。歳を重ねればだれしも肉体が衰《おとろ》えていくのは、いわば仕方のないことです。ですが、実年齢に比例してだれもが同じ速度で衰えていくわけではありません。

たとえば、同窓会に行って、周囲より若々しく見える人と反対に老けて見える人とがいることを実感されたことのある方も多いと思います。

それは決して気のせいではありません。

その裏づけとなる有名な米国の二つの研究報告があります。

一つは、一卵性の双子を対象にした研究です。

一卵性の双子は遺伝子的には全く同じものを持っていますが、見た目の年齢に大きな差のつくことがあります。そして、双子ペアのうち、見た目の年齢が高いほうが先に死亡する確率は、双子ペアの見た目の差が大きいほど高くなることがわかりました。つまり、双子のうち年をとっていると見えるほうが早く死亡する可能性が高いことがわかったのです。

また、このように同じ遺伝子を持ちながら、見た目年齢や老化のスピードに差がついたのは、タバコを吸うか吸わないかなど生活習慣の違いによることが大きいとの指摘もされています。

もう一つの研究は、ニュージーランドのダニーデンという街に生まれ育った約１０００人を、26歳から38歳まで追跡調査した研究です。

この研究では、加齢とともに変動し慢性疾患《しっかん》を発症する率や死亡率を反映するとされる18種類のバイオマーカー（心肺の状態・コレステロール・血圧・中性脂肪・ヘモグロビンＡ１Ｃ・歯の健康・加齢により短くなるといわれる細胞のテロメアの長さなど）を用いて、対象者の「生物学的年齢（老化の進み具合を検査や診断によって客観的に決める科学的な年齢。主に体内の健康状態で、いわば健康年齢）」を推定しています。

その結果、体内はまだ28歳相当という人から、もう61歳という人までいて、実年齢38歳の人のなかで生物学的には親子ほどの年齢差の生じていることがわかりました。そして、より早く老化している人たちには、30代ですでに体力や認知機能の低下の兆《きざ》しがみられることもわかりました。

さらに、38歳時の正面写真を学生たちに見せて、「いくつに見えるか」見た目年齢を判定させたところ、生物学的年齢が高い人ほど見た目年齢も高く評価されました。つまり、同じ年齢でも、見た目の老けている人ほど体内も老化しており、見た目の若く見える人ほど体内も若いという結果が出たのです。すなわち、老け顔は老化の証拠となったのです。

また、この研究からもう一つわかったことがあります。

対象者のバイオマーカー値を26歳時、32歳時、38歳時の6年ごとに比較調査したところ、バイオマーカー値の経年変動には明らかな個人差があり、1年間でその人がどれくらい老化するかという老化スピードは、個人によって大きな違いのあることがわかりました。

たとえば、実年齢が38歳で生物学的年齢は40歳という人は、26歳から38歳までの12年間で、年間約1・2年の率で老化していたのです。老化は中年から始まるのではなく、もっと早い20代後半の青壮年期から始まることがわかりました。

もう少しわかりやすくご説明しましょう。

1年ごとに1年の老化率であれば生物学的年齢は実年齢の38歳と一致します。しかし、たとえば、老化速度が1年間に1年未満であれば、実年齢より生物学的年齢が若くなりますし、1年ごとに2年老化が進めば12年間で24歳老化することになり、38歳＋24歳＝62歳となります。この研究では、61歳が生物学的年齢の最高齢者でしたが、実年齢通りに老化をしているほかの同級生たちと比べて、約2倍の速度で老化していたことになります。

この二つの研究が示すように、同じ年齢でも、若く見える人と老けて見える人とがいるのは、決して気のせいではなく、厳然《げんぜん》たる事実です。

加齢はだれにも平等に訪れますが、老化は決して平等にやってくるわけではないのです。もし、あなたが、これまで「年をとればだれでもシワはできるもの。いつまでも若い人のようにキレイで元気でいられるはずがない。今は若く見える人も、いずれ年をとれば同じ老人よ」という思いを抱いてきたとしたら、これを機にぜひ考えをあらためてください。

10歳老けて見える人は、10歳寿命が短い。そういってもいい過ぎではありません。

「見た目」は有用な老化バイオマーカーの一つであり、医学的にも認知されつつあり、決して侮《あなど》れません。

実年齢より若く見える人の体内で起きていること

「それじゃあ、老化が早く進む人とそうでない人との違いはどこから生まれるの？」

そのような声が聞こえてきそうですね。

一体、何がその人の老化速度を決める要因となっているのでしょうか。

そのカギを握るのは、細胞です。

私たちの体は細胞によってできています。心臓や脳、胃などの内臓、眼球、血液、神経、ホルモン、骨、筋肉、脂肪、皮膚、髪の毛……これら人体を構成するパーツは、すべて小さな細胞が集まって形作られています。その数およそ60兆個。

ただし、60兆個の細胞はすべて同じではありません。それらは異なる機能をもった種類の違う細胞です。はじめは1個の受精卵だったのが、分裂を繰り返していくなかで、同じ遺伝子をもちながらも異なる機能を有する細胞を生みだし、やがてあるものは皮膚細胞に、あるものは血液細胞に、脂肪細胞に……と、それぞれ性質の異なる別種の細胞へとなっていくのです。私たちヒトの体には、そうした性質の異なる細胞が約２００種類あるといわれています。

さて、これらの細胞にはそれぞれ寿命があります。私たちには寿命がありますが、一つひとつの細胞にもそれぞれ寿命があるということです。しかも、細胞の種類によって寿命は大きく異なります。

女性のみなさんがよくご存知なのは、おそらく皮膚細胞の寿命でしょう。スキンケアの本などでは、皮膚細胞が生まれてからやがて角質となってはがれ落ち、新しく生まれ変わることを「肌のターンオーバー」といい、その期間を約28日と紹介しています。このターンオーバーの期間が、すなわち皮膚細胞の寿命ということになります。

一方、もっとも長生きなのは脳の神経細胞で、ヒトの寿命とほぼ同じだけ生きるといわれます。神経細胞はほとんど分裂することなく、生き続けるのです。

それとは逆に、もっとも短命なのは腸管内の表面を覆《おお》っている小腸上皮細胞です。生まれてから2～３日で脱落し、便となって排出されてしまいます。

脳の神経細胞に次いで寿命が長いのは骨の細胞で、生まれ変わるのに約５ヶ月かかります。そのくらい時間をかけないと、体を十分に支えられるようなしっかりとした骨ができないのです。また、血液細胞の寿命は約４ヶ月で、献血が可能なのは、４ヶ月もすればまた元の状態に戻ります。

成人の細胞が入れ替わるサイクルの目安

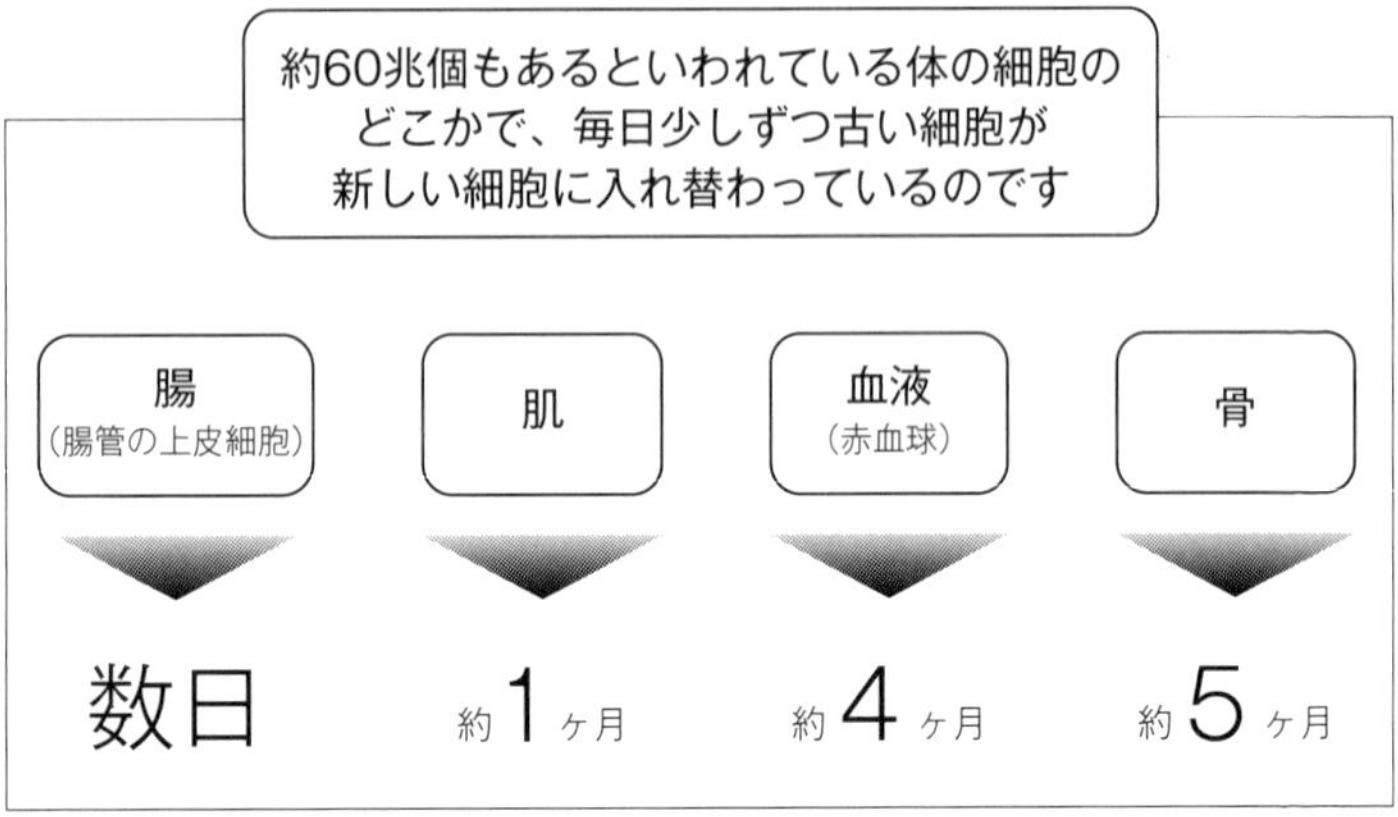

こうした細胞の生まれ変わりのことを「新《しん》陳《ちん》代《たい》謝《しゃ》」といいます。

平均すると1日におよそ全細胞の約2％が新陳代謝によって入れ替わるといわれています。このペースで全身の新陳代謝が行われると、**1年後には神経細胞を除いたほぼ全身が新しく生まれ変わることになります。**わかりやすくいえば、肌のターンオーバーと同じことが全身の細胞で行われているわけです。自分自身は1年前と同じ存在のつもりでいても、細胞レベルではすっかり更新され、まったく**の別人に生まれ変わっているのです。**

全身の細胞の新陳代謝がそれぞれ適正な速度で行われ、ターンオーバーが順調に繰り返されていれば、すべての細胞は常に健康な状態で、それぞれの機能を果たし続けることができます。すなわち、全身まるごと若さを保った状態でいられるということです。

ところが、新陳代謝の速度が乱れると、細胞がうまく生まれ変わることができず、一つひとつの細胞の健康が損《そこ》なわれることになります。

たとえば、新陳代謝のスピードが早すぎると細胞は未熟な状態で、その機能を十分に果たすことができません。反対に、新陳代謝が遅すぎると細胞は古くなって働きが衰え、やはり十分な機能を果たすことができません。つまり、新陳代謝の速度は早すぎても遅過ぎても、細胞の健康に悪影響を及ぼすことになります。

そして、細胞が不健康な状態になって機能不全になると、当然、体は不健康な状態に陥《おちい》ります。たとえば、小腸の上皮細胞が不健康になれば、うまく栄養を吸収できなくなってエネルギー不足になりますし、骨の細胞が不健康になれば、骨がもろくなって骨折しやすくなります。筋肉や脂肪の細胞が不健康になれば、体力が低下し、シワやたるみもできやすくなります。

このように、全身の細胞がどのくらい適正速度に近い状態で新陳代謝をし、ターンオーバーできているかは、生物学的にも見た目的にも、その人の老化の度合いを決める大きな要因だといえるのです。

老化の速度は自分でコントロールできる

それでは、その人の細胞の新陳代謝のスピード、いいかえれば老化の度合いはどのように決まるのでしょうか。

さまざまな研究から、**老化の約20%は遺伝的因子が、残り約80%は環境的因子が関係することがわかっています。**

つまり、食事や睡眠、運動などの毎日の生活習慣が、細胞の新陳代謝に影響を与え、老化速度の個人差を生む最も大きな決め手です。前述の双子の研究からもわかるように、生活習慣は遺伝的要因を凌駕《りょうが》するといってもいいでしょう。

ということは、**老化は自分の努力次第で、いくらでも遅くすることができる**のです。

たとえば、若さや美しさを維持するために、食生活に気をつけ、適度な運動を心がけ、たっぷり睡眠をとり、必要ならダイエットにも取り組んで……と、努力を重ねている方がいらっしゃいます。そうして若さや美しさをキープしている女性たちは、おそらく健康で長生きされるはずです。

今や世界でも類を見ない長寿国になった日本では、少しでも老化の速度を緩《ゆる》め、健康を守る努力をすることは、自分のためであると同時に各自に課せられた使命でもあります。

というのも、直近の平均寿命は、女性87・14歳、男性80・98歳で、いずれも過去最高を更新し続けていますが、生命寿命の伸びの割には健康寿命（健康上の問題で日常生活が制限されることなく生活出来る期間）は伸びていません。平均寿命と健康寿命の差は、平成25年で女性12・40年、男性9・02年となっています（P26の図表参照）。

つまり、人生の最後の10年以上を、寝たきりになるなど介護が必要な状況で暮らすことになる可能性が大きいということです。これは、すなわち医療費や介護費など社会保障費を増加させ、財政を一層圧迫させることにつながります。

このようにいうと、健康努力をすることが義務のように感じられ、なんだか息苦しく感じるかもしれません。でも、「いつまでも健康で若々しくいるため」なら少しぐらい頑張れるのではありませんか。

たとえば、**栄養バランスの整《ととの》った食事をとる。いつもより朝早く家を出て１駅分歩く。就寝時間を30分早くする。**

そういう、できることからでいいのです。

男女別生命寿命*と健康寿命の差**

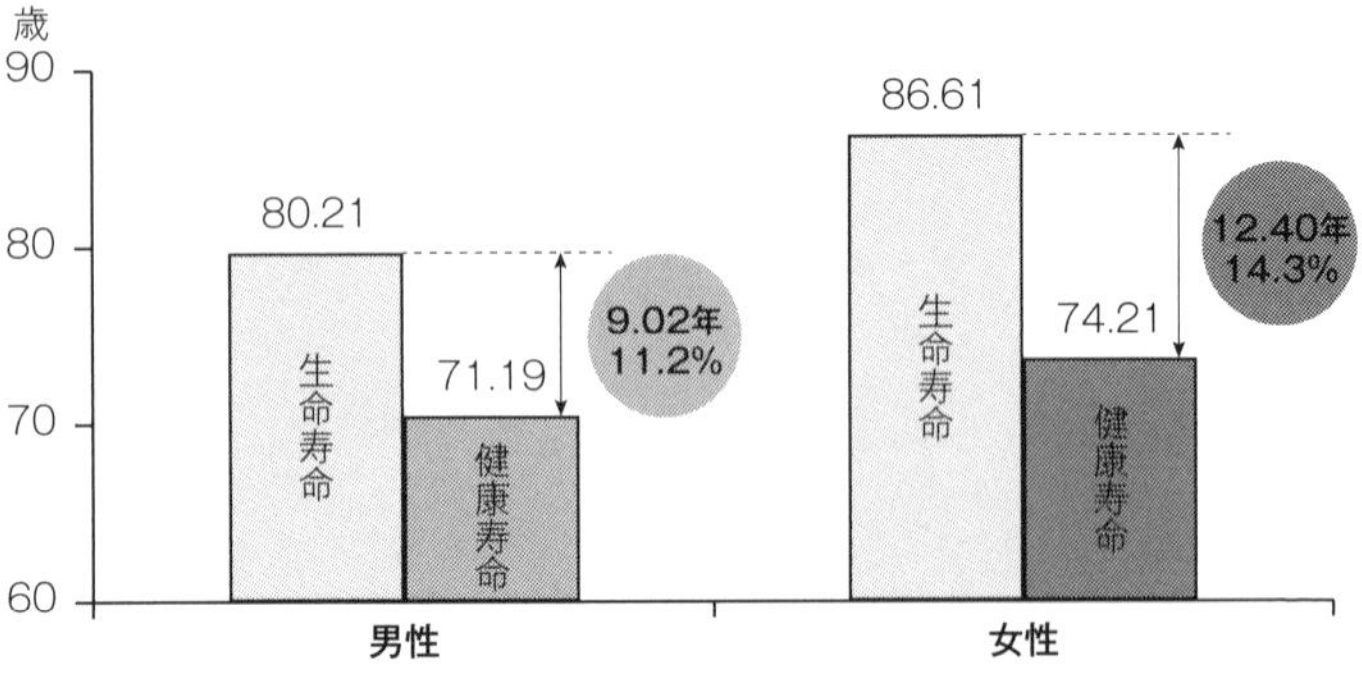

理想は健康寿命≒生命寿命

高齢者が増える中，女性の方が男性よりも健康格差が大きい
→女性の健康を支援する意義が大きい

出典：＊厚生労働省「平成25年簡易生命表」　＊＊「平成25年人口動態統計」「平成25年国民生活基礎調整」、総務庁「平成25年推計人口」より

毎日の積み重ねが、5年後、10年後も変わらず若々しくキレイなあなたにつながります。そうして、見た目の若さと美しさを保つことができれば、自然に健康も維持することができるでしょう。

〝酸化〟の親玉「AGE」は最悪の老化の原因物質

前の項目で、全身の新陳代謝がスムーズに行われているかどうか、いいかえれば新陳代謝力が強いか・弱いかに影響を与えるのは、環境的因子が大きいというお話をしました。

老化をもたらす環境因子として、現在のところ、もっともよく知られているのは活性酸素でしょう。活性酸素は、細胞が新陳代謝を行う過程で発生し、強い酸化力によって体内に侵入した細菌やウイルスを排除するなど、体にとって有意に働く一方で、非常に毒性が強く、体内の細胞を酸化させてサビつかせ、全身をじわじわと老朽化させます。

実は、最近になって、体内でこうした活性酸素による酸化作用が起こる前の段階で、「AGE」という物質が大きくかかわっていることがわかってきました。AGEとは、Advanced Glycation End Products の略で、終末糖化産物《しゅうまつとうかさんぶつ》と訳されます。

AGEを理解するには、ホットケーキをイメージするとわかりやすいでしょう。ホットケーキをつくるには、小麦粉（糖）と卵（たんぱく質）を混ぜたタネをフライパンで加熱します。このとき、はじめは白かったホットケーキのタネが、やがてこんがりと焼けておいしそうなキツネ色になります。この現象をメイラード反応（褐変反応）といいます。実は、これと同じような作用が体内で起こっています。

私たちの体は約60兆個の細胞によって構成されているといいましたが、細胞の主成分はたんぱく質です。体内のたんぱく質に、食事から摂取した糖がくっつき、体温によって加熱された状態となると、「糖化」という化学反応が起こり、その結果、化合物のAGEが生じます。

そのようにして、日々、体内の各部位のたんぱく質にAGEが蓄積《ちくせき》され続けると、細胞

老化の原因物質AGE（終末糖化産物）ができるまで

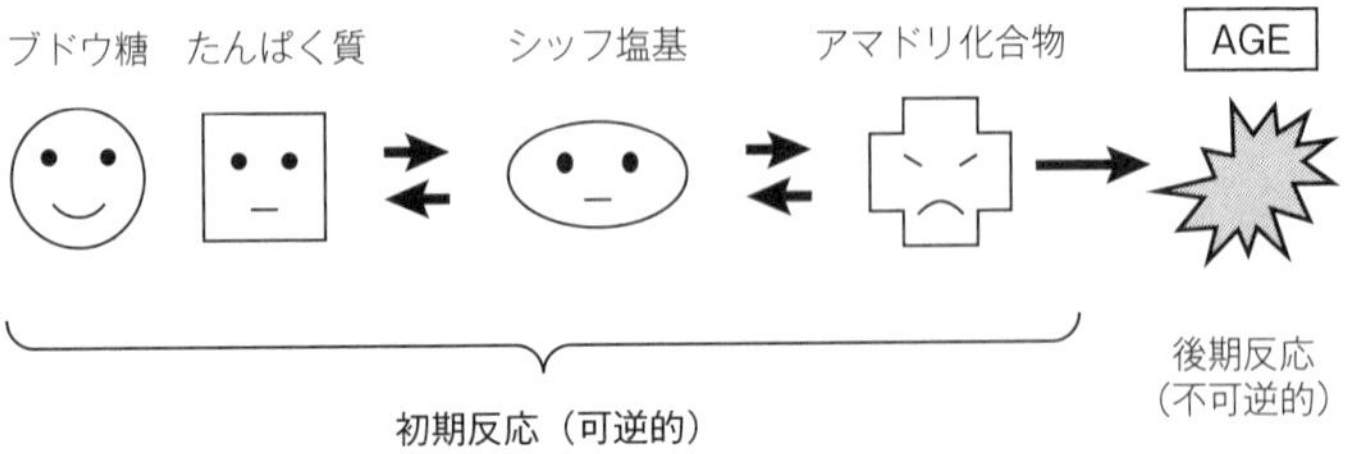

たんぱく質とブドウ糖が結びついて糖化したたんぱく質ができ、シッフ塩基、アマドリ化合物へと進む。「ヘモグロビンA1c」はアマドリ化合物の一種で、ここまでは可逆的反応である。さらに糖化が進行すると、最終的にAGE（Advanced Glycation End Products）になる。ひとたびAGEになると、元の物質には戻れない。

は本来の機能が果たせなくなり、体のあちこちで異常が起こることになります。

ＡＧＥが厄介なのは、単体でも細胞に害を及ぼしますが、細胞表面にある受容体ＲＡＧＥと結合して細胞膜を貫通し、細胞内の酸化酵素を活性化して、酸化作用を引き起こすことです。しかも、ＡＧＥとＲＡＧＥがくっつくと、仲間をどんどん増やして酸化をさらに促進させるという悪循環を生じます。

体内のたんぱく質のなかでも、とりわけＡＧＥの害を受けやすいのが、コラーゲンです。皮膚の弾力を維持する美肌成分の一つとして女性にはなじみが深いと思いますが、実は、体内のたんぱく質の約３割はコラーゲンです。筋肉・内臓・骨・関節など全身のあらゆる組

AGE-RAGE系の各種病態への関与

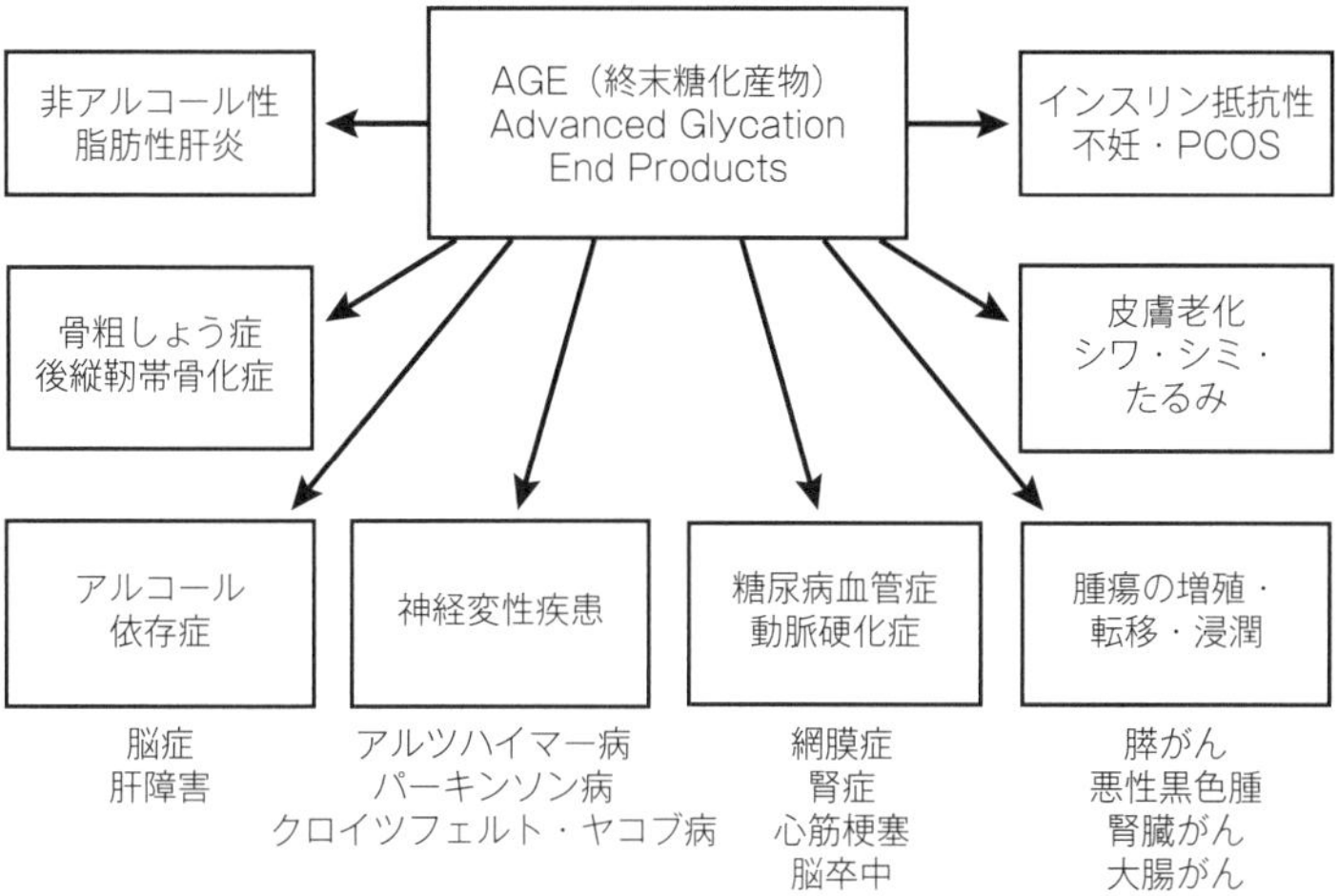

織に存在していて、細胞と細胞をつないだり、組織と組織の間に境界をつくるなどさまざまな役割を果たしています。コラーゲンは寿命が長いうえ、線維《せんい》状をしているため、AGEが絡《から》みついて蓄積しやすいのです。

たとえば、血管壁の大部分を構成するのもコラーゲンです。これがAGEにからめとられると、血管の弾力性が失われてかたくなり、動脈硬化や脳卒中につながります。骨のコラーゲンにAGEが蓄積すれば骨粗しょう症に、皮膚に蓄積すればシミやシワ、たるみに、筋肉ならサルコペニア（加齢や疾患によって筋肉量が減少し、身体機能の低下が起こること）に……と、さまざまな症状を全身で引き起こします。アルツハイマー病や糖尿病、心筋梗塞《こうそく》、肝障害、不妊などの原因にもなり、腫瘍《しゅよう》の増殖・転移・浸潤を促《うなが》すことで膵《すい》がんや皮膚がん（悪性黒色腫）にも関与すると考えられています。

私たちが、加齢とともに老化していくのは当たり前のことですが、体内にＡＧＥがたくさん蓄積してしまうと、さまざまな病的症状が発現し、老化の一途をたどることになります。たとえば、糖尿病患者と健康な人との皮膚コラーゲンのなかのＡＧＥ蓄積量を比較した研究では、糖尿病患者の蓄積量のほうが明らかに多いことが示されています。つまり、**ＡＧＥの蓄積量の差が、老化のスピードを左右している**といってもいい過ぎではないのです。

この項の冒頭でもいいましたが、現在のところ、老化をもたらす原因としてもっともよく知られているのは活性酸素による酸化作用です。活性酸素の害を気にして、過剰なほどの紫外線対策をしたり、抗酸化物質といわれるビタミンＣやポリフェノールのサプリメントを積極的にとったりしている人もたくさんいらっしゃると思います。

ですが、酸化の上流に位置しているＡＧＥをなくさなくては、いくら抗酸化力を高めても、いたちごっこになってしまいます。

抗加齢医療の分野では、今や老化のリスク因子は、活性酸素による酸化より、ＡＧＥによる糖化の害のほうが深刻だとして警鐘《けいしょう》を鳴らしています。

これからは、活性酸素から一歩進めてＡＧＥに注目し、ＡＧＥの蓄積を少しでも抑制する生活習慣に変えていくことで、もっともっと老化のスピードを遅くすることが可能になるはずです。

健康と美の秘訣は「女性ホルモン」

老化にはＡＧＥが関与しているというお話をしました。

実は、女性の老化や病気には、もう一つ、大きな要因が関与しています。

たとえば、高血圧や高脂血症、糖尿病、痛風などの生活習慣病は、女性より男性の方がかかりやすい傾向にあることを、不思議に感じたことはありませんか？

「女性より男性の方が飲酒率や喫煙率が高いし、夜のお付き合いなどで食生活も不規則になりがちだからでしょう」

そのような声が聞こえてきそうですね。

たしかに、そうした生活習慣の男女差も要因の一つといわれます。ですが、それだけではありません。女性の方がこうした病気にかかりにくいのには理由があります。

女性は、女性ホルモンによって、こうした病気から守られているのです。

「女性ホルモンは生理や妊娠にかかわるホルモンでしょう」

おそらく、女性の多くはそのように認識されていると思います。

確かにその通りです。でも、だからこそ、女性ホルモンにはさまざまな作用があるのです。

たとえば、女性ホルモンは、インスリンの分泌を促進したり、作用を高めたりして、糖の代謝を助ける作用があります。糖代謝がスムーズに行われることは、老化物質のＡＧＥの産生を抑えることにもつながります。ということは、**女性ホルモンには若く健康な体を保ち、老化を防ぐ効果がある**といえるのです。

こうした女性ホルモンの働きはすべて、女性にしかできない妊娠・出産を可能にするためです。医学の発達した現代でも、妊娠・出産は命がけの大変な作業です。それを無事に成し遂《と》げられるだけの健《すこ》やかで抵抗力のある体をつくることが、女性ホルモンの役割なのです。

加齢に伴うエストロゲン欠乏による症状と疾患

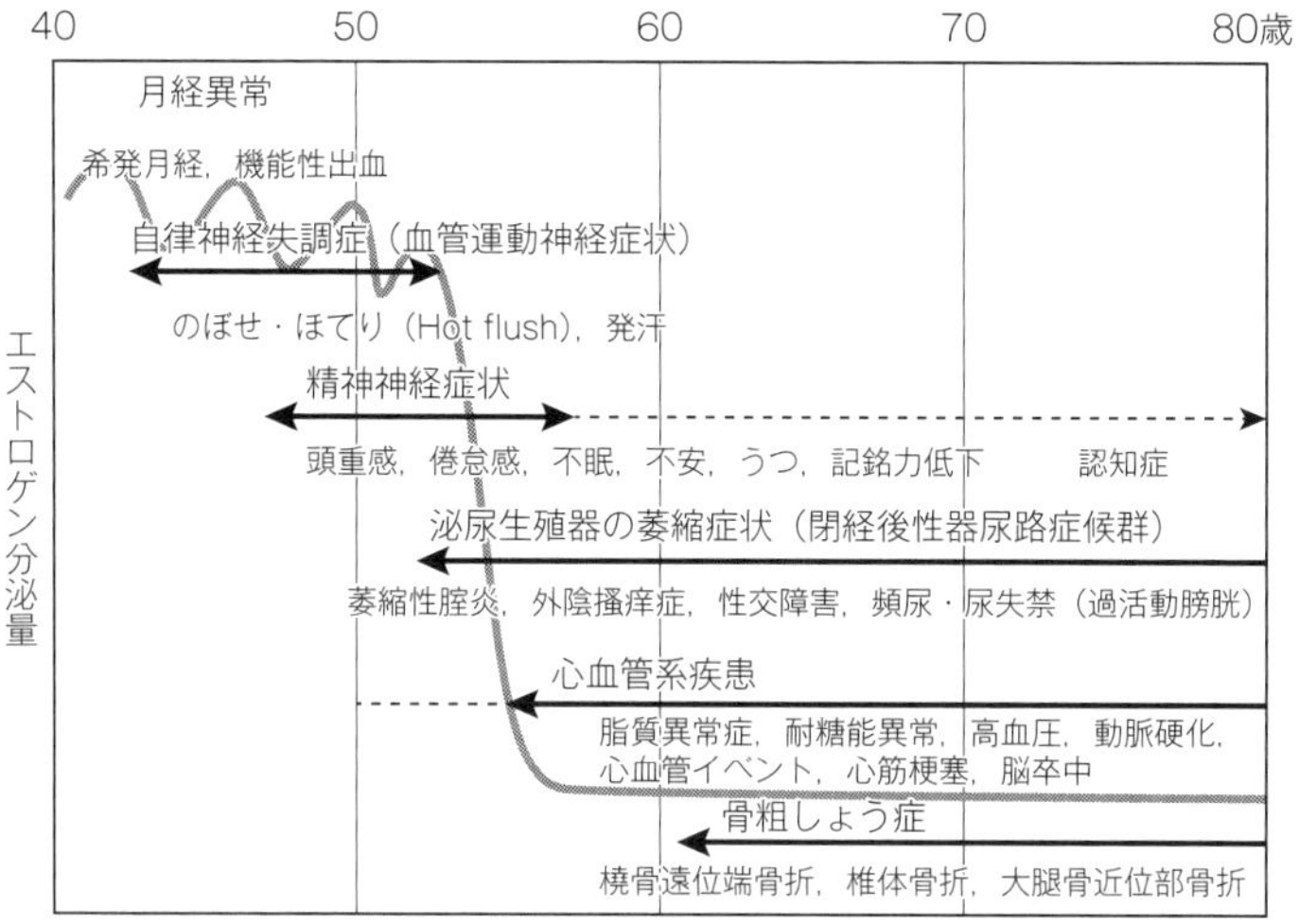

ですから、女性ホルモンがたくさん分泌されている間は、女性は男性に比べて生活習慣病などにかかりにくく、大病をしたり、突然死することもあまりありません。また、本来は女性に多いリウマチなどの自己免疫疾患や骨粗しょう症、アルツハイマー病からも守られています。

ただし、その一方で、たとえば月経痛（生理痛の医学用語）など女性特有の不快な症状をもたらすという一面もありますし、子宮内膜症など婦人科系の病気をもたらすこともあります。

このように、女性の心身は、女性ホルモンによって大きな影響を受けています。

女性が自らの体のしくみを理解し、女性特

有の心身の変調や病気について知っておくことは、女性が日々快適な生活を送るうえで、とても重要なことです。そして、そのためには女性ホルモンについての基礎知識が不可欠です。女性ホルモンに関する知識を増やすことで、重い月経痛を緩和《かんわ》させ、原因不明のイライラや疲労感、肌荒れや冷え性などの不調も解消できるかもしれません。

女性の一生は、女性ホルモンとともにあります。女性ホルモンを知れば、もっと安心して快適に過ごせるようになるはずです。

エストロゲンとプロゲステロン——二つの女性ホルモンの働き

女性ホルモンについてもう少し詳しくお話しします。

女性ホルモンには、エストロゲン（卵胞ホルモン）とプロゲステロン（黄体ホルモン）の2種類があります。いずれのホルモンも脳の指令を受けて卵巣から分泌されます。

脳の視床下部《ししょうかぶ》にはホルモンのコントロールタワーがあり、ここから「性腺刺激ホルモン放出ホルモン」が分泌されると、視床下部のすぐ下にある下垂体から「卵胞刺激ホルモン」と「黄体形成ホルモン」が分泌されます。これらのホルモンは血流に乗って卵巣へと運ばれ、そこで、卵胞刺激ホルモンの刺激を受けるとエストロゲンが、黄体形成ホルモンの刺激を受けるとプロゲステロンが、それぞれ分泌されます。

この二つの女性ホルモンには、それぞれ異なる役割があります。

エストロゲンは、乳腺を発達させて乳房を大きくしたり、肌に潤《うるお》いを与えたり、女性らしいまろやかな体をつくるホルモンです。また、子宮内膜を増殖させたり、おりものを増やす働きもあります。

もう一方のプロゲステロンは、エストロゲンによって増殖した子宮内膜をさらに厚くして受精卵が着床しやすいように整え、妊娠を持続させて出産を助けるホルモンです。

この二つのホルモンが連携して働くことで、月経のリズムが生まれ、妊娠・出産が成り立ちます。

さて、前の項目で「女性は女性ホルモンによって守られている」といいました。その場合の女性ホルモンとは、主にエストロゲンのことを指しています。

エストロゲンは卵巣から分泌されると、一部は卵巣で働きますが、残りは血液に乗って全身をめぐります。エストロゲンを受け取るレセプター（受容体）は、子宮周辺だけでなくその他の内臓や脳、血管、骨、筋肉、皮膚など全身の細胞にあることがわかっています。

つまり、**エストロゲンの作用は卵巣だけにとどまらず、体のすみずみの細胞にまで及び、**

女性ホルモンのバランスと自律神経系作用

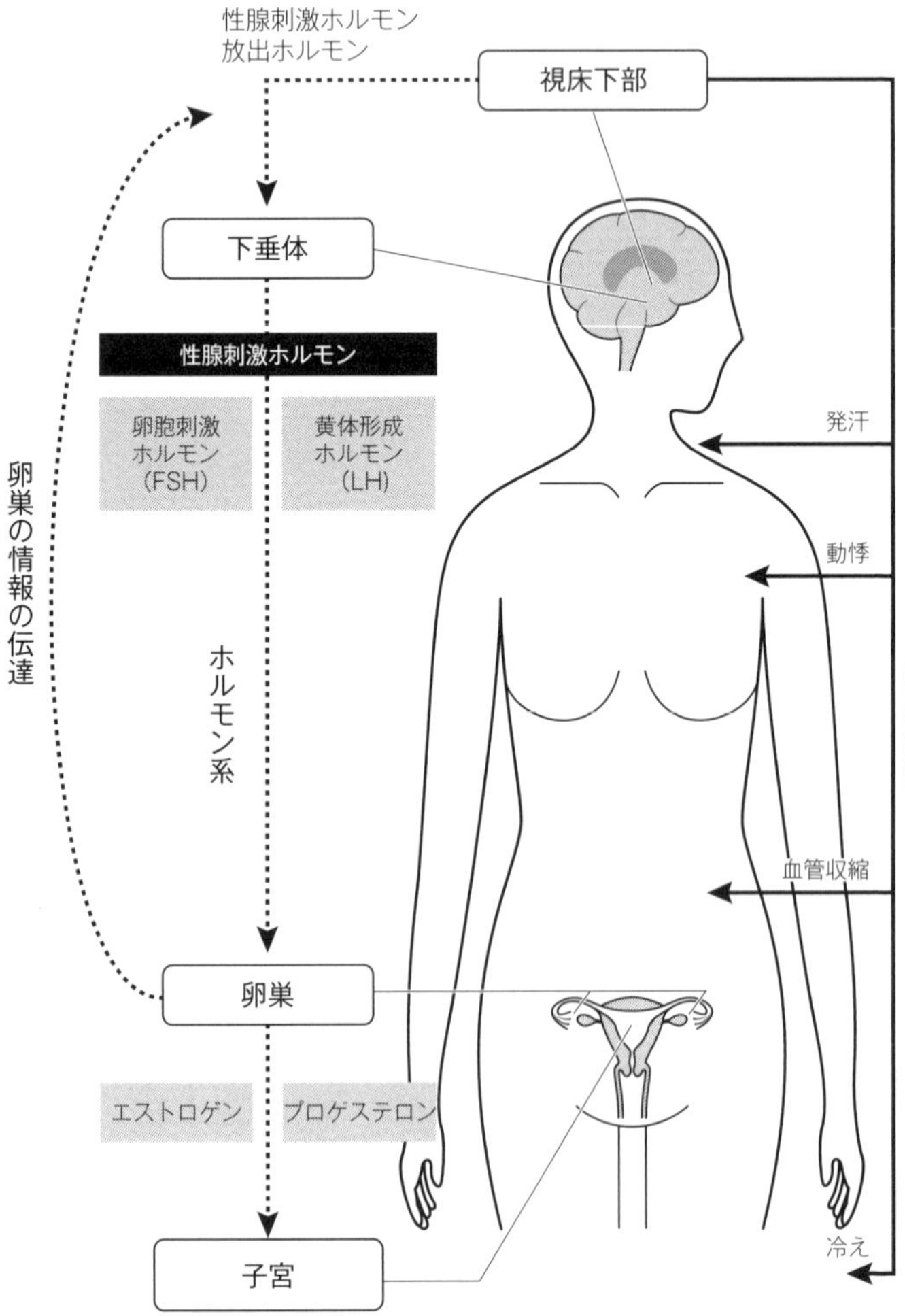

全身の代謝アップを促します。

女性のみなさんに、もっともなじみの深いエストロゲンの働きは、つややかな肌や髪が保たれるなどの美容効果でしょう。エストロゲンは見た目の若さや美しさに大きな影響を及ぼします。

それだけではありません。エストロゲンは、たとえば、血管をしなやかに保つ、悪玉コレステロールを減らして善玉コレステロールを増やし脂質代謝を改善する、インスリンの産生と分泌を促して糖代謝を改善する、動脈硬化や糖尿病を予防する、筋力の低下を防ぐ、骨を破壊する細胞の働きを抑制し骨密度を高めて骨を強くする、神経細胞の保護や新生に関与し、脳の認知機能を保持する……など、健康作用も多岐にわたっています。

このようにエストロゲンは、女性の美と健康を強力にサポートしてくれる「美と健康のホルモン」です。エストロゲンの分泌がピークになる性成熟期の女性がキレイで若々しく輝いていられるのも、男性より生活習慣病にかかりにくいのも、エストロゲンによって体の内側からしっかりと守られているからです。

それでは、もう一方のプロゲステロンはどうでしょうか。

エストロゲンとプロゲステロンの作用

	エストロゲン	プロゲステロン
性器作用	・子宮内膜の増殖 ・子宮筋の肥大化およびオキシトシンに対処する感受性の亢進 ・頸管粘液分泌亢進 ・腟粘膜の角化 ・卵胞形成促進 ・卵管の内膜増殖・織毛運動亢進 ・乳腺導管発達，乳汁分泌抑制	・エストロゲンが働いた子宮内膜を分泌期に変化させる ・子宮筋のオキシトシン感受性の低下 ・頸管粘液の減少、粘稠性の増加 ・腟上皮に対するエストロゲンの作用抑制 ・乳腺分泌腺の発育促進
性器外作用	・第二次性徴の発現 ・骨の増殖促進，骨端線の閉鎖 ・視床下部へのフィードバック	・基礎体温の上昇 ・蛋白異化，脂肪蓄積 ・抗アルドステロン作用

出典：岡田弘二編著『産婦人科における薬物療法』(医療ジャーナル社　1991)

プロゲステロンには、体温を上げ、代謝を抑えて、体を休める働きがあります。そのため、むくみや便秘、肌荒れなど女性を悩ます不快な症状を引き起こしやすくなります。また、集中力が落ち、急にイライラしたり、気分がふさいだりと精神的にも不安定になりやすくなります。

ちなみに、生理前は二つのホルモンの分泌が減少するため、守りが弱くなります。そのため、頭痛や腹痛などもともと体質的に弱いところが症状として出やすくなったり、血流が悪くなって免疫力が下がり、肌荒れをしたり風邪をひきやすくなったりします。

このようにいうと、プロゲステロンにはネガティブなイメージが強いように感じるかもしれませんが、そんなことは決してありません。常にエストロゲンがオンの状態で全力疾走をしていたら、いずれエネルギー不足になって、体は壊れてしまいます。絶好調だからといって無理をし過ぎないよう、ときどきプロゲステロンが黄色信号を出してスローダウンさせ、体が悲鳴をあげる前に休ませるようにしているのです。

このように二つのホルモンはまったく逆の働きをしていますが、それによって心身のバランスがとれているのです。

女性ホルモンとカラダのバイオリズム

「女性らしさ・男性らしさ」という言葉があります。曖昧《あいまい》な概念ですが、一般に、女性は男性よりしとやかで平和を好み、人の気持ちを察したり、思いやったりするのが得意とみなされています。また、そのように女性は感受性が強いぶん、気持ちがゆれやすく好調・不調のバランスが崩れやすい傾向があるようです。

こうした男女の違いには、性ホルモンが関係しています。

生まれて間もない赤ちゃんのうちは、生殖器の違い以外は、男女の差はほとんどないのに、成長するにつれて体つきや気持ちに少しずつ違いが生じてきて、見た目にも男女の違いがわかるようになってきます。その違いの元になっているのが、性ホルモンです。

性ホルモンには男性ホルモンと女性ホルモンとがあり、男女ともにその両方が出ていますが、男性は男性ホルモンが、女性は女性ホルモンが圧倒的に多く分泌されているため、受ける影響に大差があり、性差も大きくなります。

男性の体内で男性ホルモンは常に均一に分泌しています。男性が一生を通して体調や心があまり大きく変化しないのは、いわゆる「男性らしさ」の元になっている性ホルモンにゆらぎがないからです。

一方、女性ホルモンは常に一定量が分泌されているわけではなく、その都度、増えたり減ったりと変動しています。このホルモン分泌の変動が、女性の心身に大きな波風を立てるのです。

女性ホルモンの変動には、大きく二つの波があります。一つはおよそひと月単位でやってくる波、もう一つは、生まれてから死ぬまでのライフサイクルを通して起こるスパンの長い大きな波です。この女性ホルモンの分泌の波に応じて、女性の心身も変動するようにできているのです。

女性のココロとカラダは月経周期とともに変化する

毎月の波は、月経によって起こります。ですから、初潮を迎えるまでの幼・少女期や閉経以降は、この波の影響を受けることはありません。個人差はありますが、だいたい12歳前後で初潮を迎え50歳過ぎで閉経するまでの約40年間、女性は毎月の波の影響を受けながら生きることになります。

月経がはじまってから次の月経が来る前日までの期間を「月経周期」といいます。この間、エストロゲンとプロゲステロンの二つの女性ホルモンは、増えたり減ったりしながらお互いに協力をして、妊娠しやすい環境を整え、妊娠すればそれを維持し、妊娠しなければ子宮内をお掃除して一旦リセットして、次の妊娠に向けた準備をはじめます。

一般的に、月経周期は約４週間（約28日）**を1サイクルとし、その期間は「卵胞期」「排卵期」「黄体期」「月経期」の四つのステージに分かれます**（詳細はＰ１４６～Ｐ１５１参照）。

たとえば、卵胞期はエストロゲン（卵胞ホルモン）が、黄体期はプロゲステロン（黄体ホルモン）の分泌が多くなります。このエストロゲンとプロゲステロンは異なる作用を持っていますから、それぞれの時期の女性の体調や気分に大きな変化をもたらすことになるのです。

つまり、女性の体は月経周期の四つのステージに応じて、ひと月の間に四つのパターンで変化しているわけです。

「なんだかお化粧のノリが悪いわ」

「体がむくんで重たい気がする」

「気分がのらなくて、何もやる気がしない」

このような原因不明に思えるちょっとした変調も、その多くは、女性ホルモンの波がつくり出す月経周期がもたらす体のリズムです。とくに、月経がはじまる前の1週間はイライラしたり、便秘したり、むくんだりと心身の不調に見舞われやすくなります。こうした月経痛とは別に、月経前に起こる不調を総称して「PMS（月経前症候群）」といいます。

むくみやすい時期、イライラしやすい時期、頭痛が起こりやすい時期……自分が今どの時期にいて、心身にどのような影響が出やすいかがわかっていれば、「どうして？」と不安になったり悩んだりすることもありません。あらかじめ心の準備をしたり心身のケアをすることで、不調や不安を緩和《かんわ》できますし、仕事やプライベートの予定を決めるのにも役立ちます。

見た目が若い人は、骨も若くて健康

見た目でモノをいうのが、肌の状態です。見た目年齢＝肌年齢といってもいい過ぎではないかもしれません。そのため、女性は美肌をキープしようとスキンケアに余念がありません。

実は、さまざまな研究によって、素肌の若さや美しさには、骨の健康状態が大きく関与していることが明らかになってきました。体の深部にある骨と、体の表面を覆う皮膚とはいったいどのようにつながるのでしょうか。

２０１１年にアメリカのエール大学が発表した研究レポートでは、閉経後3年以内の50歳前後の女性１１４人を対象に、骨密度と顔や首筋などの肌の状態との関係を調べたところ、**骨密度が高く骨が丈夫で健康な人ほど肌にハリがあり、逆に、骨密度が低く骨が弱くてもろい人ほど肌にハリがなくシワが多いことがわかりました。**

また、同じ年に、骨粗しょう症と肌のたるみや顔のシワ、ほうれい線など顔の劣化との

見た目年齢を上げる「たるみ」

- エイジングの三大特徴はシミ・シワ・たるみ
- たるみはファンデーションなどメイクで隠せない
- たるみの進行は30代前半と40代後半の2回
- たるみの原因は加齢や紫外線・酸化・糖化と40代後半からのエストロゲンの分泌減少
- エストロゲンの分泌減少は肌の弾力を保つコラーゲン線維やエラスチン線維の変性による機能低下、皮脂分泌減少による肌の乾燥などを招き、シワやたるみを進行させる

関係を調べたアメリカの研究では、骨密度が低下して骨がスカスカになる「骨粗しょう症」によって顔の骨がやせると、顔を覆っている皮膚が余ってたるみ、その結果、肌のハリが失われてシワやたるみが増え、老け顔となることが指摘されています。つまり、どんなにスキンケアを頑張ったところで、土台となる顔の骨がやせ衰え、それを覆う皮膚が余って垂れ下がってしまっては、どうしようもないということです。

これら二つの研究によって、肌がキレイで見た目の若い人ほど、骨も健康で若いこと、反対に、肌が劣化している人ほど、骨の老化も進んでいることが実証されたのです。

「骨粗しょう症はお年寄りの病気だからまだ関係ないわ」

そのように考える人も多いようですが、「骨粗しょ

う症は高齢者がなる病気」というのは古いイメージで、今では誤った考え方です。なんと、顔の骨がやせてくるのは30代と、想像以上に早いのです。

確かに、加齢とともに骨の機能は低下します。また、骨粗しょう症が、高齢の女性に多いのも事実です。ですが、骨の老化にも個人差があります。その証拠に、すべての高齢者が杖や歩行器が必要なほど足腰が弱るわけではありません。

その人が毎日どのような生活を送っているのか、つまり、**食事や運動など生活習慣が、骨の健康に大きく関与しています。**あまり知られていないようですが、骨粗しょう症は、高血圧や糖尿病と同じ立派な生活習慣病の一つなのです。

ですから、たとえば、無理なダイエットや偏食《へんしょく》をして栄養不足になったり、運動不足であると、骨はどんどん衰えてしまいます。実際、ここ数年、やせ願望の強い20代、30代の若い世代に骨粗しょう症を発症したり、その一歩手前のレベルまで骨が衰える「骨粗しょう症予備群」になっている女性が増えており、問題視されています。

若い女性が憧れる「小顔」も、余力な脂肪がとれて引き締《し》まったのなら美しいかもしれません。ですが、骨量が減少して土台となる顔の骨がやせたことで顔も小さくなったのでは、そのうえを覆う肌が余ってたるみ、キレイどころか10歳以上老けて見られることになりかねません。顔の骨がやせると口元のシワも目立ってきます。

このように、素肌美は骨の健康度に比例しており、いつまでも美しい肌をキープして若々しくキレイでいるためには、若いうちから骨の健康を維持することが非常に重要なのです。

「やせ願望」でカラダの老化が早まる

太っているか、やせているか。その人がどのような体型をしているかは、「見た目」だけでなく健康においても重要な要素です。

太り過ぎは、糖尿病や高血圧などの生活習慣病の要因となり、心筋梗塞や脳梗塞などさまざまな病気を招くことはみなさんもご存知だと思います。第2章で詳しく説明しますが、太り過ぎの人は体重を3％落とすだけで、こうした疾患のリスクが減少します。

しかし、そうかといって、やせ過ぎもよくありません。

近年のとくに若い女性には、モデルやアイドルのようなスラッとした体型に憧《あこが》れ「私もやせてキレイになりたい」という思いから、適正体重にもかかわらず、食事の量を極端に減らすなど過激なダイエットに走る人が増えています。２０１２年に発表された厚生労働省の調べによると、20代の日本人女性の29％がやせ過ぎだそうです。

しかし、これではキレイを目指すには、逆効果です。

ダイエットによって栄養不足になると、脳は飢餓《きが》状態に陥《おちい》ったと勘違いをし、命を守るために余計なエネルギーはなるべく使わないようにします。たとえば、生きることに直接関係のない肌の再生などは、あとまわしになります。また、妊娠には適していない状態と判断をして、女性ホルモンの分泌も止めてしまうので、月経も止まってしまいます。12歳前後のちょうど初経（初潮の医学用語）を迎える年齢でダイエットをしてやせてしまうと、初経がいつまでもやってこない無月経になってしまうこともあります。月経を起こすには女性ホルモンとともにエネルギーが必要で、ある程度の体重と体脂肪とが身についていなくてはいけないのです。

女性の健康的な若さや美しさは、女性ホルモンによって守られています。ですから、やせて理想の体型を手に入れたつもりでも、女性ホルモンがでなくなって月経が止まってしまうと、**そこから先はキレイになれず、逆効果なのです。**

それだけではありません。初経がはじまらなかったり、一度は月経があってもそのあとに月経不順の状態が長く続くと、卵巣がしぼんで排卵できなくなり、将来的に妊娠できなくなってしまうことがあります。また、エストロゲンで守られていた皮膚や骨、血管、脳など多くの臓器の機能がダウンしてしまうため、たとえば、若くして骨粗しょう症になったり、若年性認知症になったりすることもあります。「見た目が若い人は、骨も若くて健康」の項目でご説明したように（P43～P46参照）、骨が丈夫で元気でないと全身の若さや美しさをキープすることができません。

「やせればキレイになる」と単純に考えてはいけません。やせ願望から女性ホルモンの恩恵を手放してしまうと、老化を加速させることになってしまいます。

その人が太り過ぎか・やせ過ぎかを判断するＢＭＩ（Body Mass Index：体重（kg）÷身長（ｍ）の二乗）で、18・5未満のやせ型の人は、それ以上の18・5～25（普通）、25～30未満（太り気味）、30以上（肥満）の人たちに比べて、寿命が短いことがわかっています。

「肥満は寿命を縮める」とよくいわれますが、実は、やせ過ぎのほうが死亡リスクは高いのです。これは、やせ過ぎの人はそうでない人より、体が衰えやすく老化のスピードが早いという証拠ともいえるでしょう。

ちなみに、20代女性の５・７人に１人、30代女性の６・４人に１人が、ＢＭＩ18・５以下のやせ過ぎだとするデータもあります。

今や女性の平均寿命は87・１４歳で、人生は非常に長いのです。若いうちに無理なダイエットをしてほんの一瞬だけキレイになったとしても、それが原因で健康を害し、中高年以降は老化や病気との戦いというのでは、幸せな女性の一生とはいえません。

今日１日の積み重ねが、未来のあなたにつながっていることを忘れないでください。

お腹ぽっこりのオバサン体型がメタボを引き寄せる

日本の女性は「やせ」傾向にあるというお話をしました。これは、10代、20代、30代と各年代を通していえることですが、人生後半にさしかかる40代になると、この傾向に変化があらわれてきます。

厚生労働省の平成26年の調査によると、その人の肥満度をあらわすＢＭＩで25以上の肥満と判定される人の割合は、20代女性では10・４％と約10人に１人ですが、40代になると17％といきなり約６人に１人に急増します。さらに50代で23・７％、60代で24・０％と増え続け、70代以上になると26・４％と４人に１人以上が太り過ぎの状態に。

ちなみに、男性は40～60代にかけてはＢＭＩ25を超える肥満の人が30％以上ですが、70

代以上になると24・7％と減少します。つまり、高齢になるとBMIの男女逆転が起こるのです。

高齢になるほど新陳代謝が衰えて太りやすくなるのは男女共通のはずなのに、なぜ、このような逆転現象が起こるのでしょうか。

女性が40代になると急激に太りやすくなるのには、やはり、女性ホルモンがかかわっています。女性ホルモンは二つのルートからこの年代の女性に影響を与えることで、太りやすくします。

一つは、見た目や気持ちに与える影響です。女性は40代になって女性ホルモンが減少しはじめると、急にシワやシミが気になるようになったり、白髪が目立ちはじめたりして、見た目の衰えを感じるようになります。

また、やる気や意欲も減退してくるため、それまでキレイになるために努力をしていたことも、続けるのがおっくうになってきます。そうして、運動量が減ったり、美味しいものをつい食べ過ぎたりして、太りやすくなります。すると、ますますあきらめの気持ちが加速して、エイジングの負のスパイラルがはじまってしまうのです。

もう一つは、脂肪に与える影響です。ひとくちに脂肪といいますが、体のどこにつくかで、臓器のまわりに蓄《たくわ》えられる「内臓脂肪」と、皮膚のすぐ下に蓄えられる「皮下脂肪」とに分けられます。若い女性には皮下脂肪が、閉経前後の更年期以降の女性には内臓脂肪が、それぞれつきやすく、また、皮下脂肪より内臓脂肪のほうが燃えやすいという特徴があります。また、さまざまな研究によって、女性ホルモンのうちエストロゲンには、脂肪を燃やしてエネルギーに変える作用のあることがわかっています。

そのため、更年期になってエストロゲンが減少してくると太りやすくなり、しかも、お腹のまわりに集中的に脂肪がつきやすくなるのです。40歳以降の女性に、お腹のせり出したいわゆるオバサン体型の人が多くなるのは、いわば仕方のないことといえるかもしれません。

ですが、やせ過ぎが女性から美と健康を奪うように、太り過ぎもまた、女性の美と健康にとって大敵です。

「もう年だから仕方ない」とあきらめたりして、体重がどんどん増えてくるのを放置していると、さまざまな病気のリスクが高まります。肥満に起因するとされる健康障害は11種類ありますが、これらの病気を発症する可能性が高いと判断されるほど太っていたり、肥

メタボリックシンドロームの進展

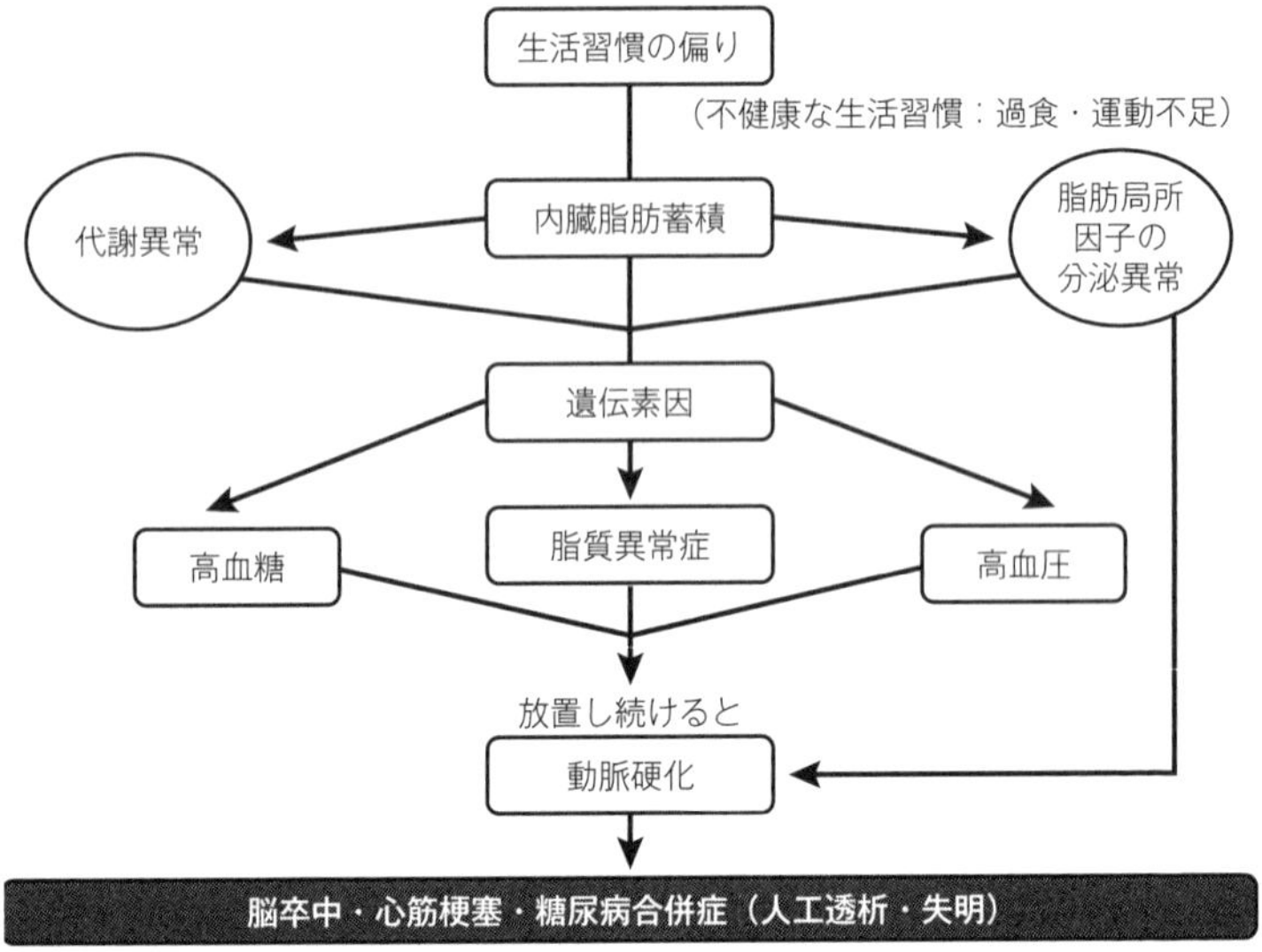

満のタイプがお腹ぽっこりの内臓脂肪型肥満だった場合には、医学的に「肥満症」として減量治療の対象になります。

とくに、40歳を超えてから太った女性は、注意が必要です。肥満症からメタボリックシンドローム（メタボ）へと直結しやすいのです。メタボになると、心筋梗塞や脳梗塞の原因となる動脈硬化を急速に進行させてしまいます。

丸みを帯《お》びた、ふっくらとした体型は女性らしさの象徴ですが、適度を超えると、女性らしいメリハリのある体型が崩れ、体内の組織も傷ついて、見た目も体も老化していきます。

このように、40歳を過ぎると女性はお腹から年をとりはじめ、知らない間に老化の波が全身へと波及《はきゅう》していきます。老化を食いとめ、若さをとり戻すには、少しでも減量をしてお腹の「くびれ」をとり戻すことです。

ただし、無理なダイエットは厳禁です。栄養不足を起こすとますます女性ホルモンの分泌が悪くなって、老化が加速するという逆作用を生みだしかねません。この年代の女性が無理なく健康に減量する方法については、第2章（P132〜P140参照）でご紹介しますのでご一読ください。

なお、たとえば、食事の内容や活動量など生活にとくに変化がないにもかかわらず、ここ1〜2か月の間に急に体重が5〜6kgも増えてしまったというような場合は、腎臓病などの病気が隠れている可能性があります。急激な体重増加は病気のサインととらえて、内科や婦人科で診てもらうことをおすすめします。

◆コラム　女性ホルモンが脂肪を燃やすメカニズムを解明！

脂肪細胞とは、脂肪の合成・分解・蓄積を行う細胞のことです。本文で、脂肪はつく場所によって、皮下脂肪と内臓脂肪とに分けられるといいましたが、実は、性質の異なる「白色脂肪細胞」と「褐色脂肪細胞」との2種類があります。

白色脂肪細胞は、余分なカロリーを中性脂肪として蓄積する働きがあります。全身のいろいろなところに存在していますが、とくに腸や肝臓などの臓器のまわりに多く、下腹部やお尻、太もも、腕の上部などにも蓄えられます。もう一方の褐色脂肪細胞は、余分なカロリーを燃やして熱をつくりだし、体温を維持したりする働きがあります。主に首の後ろや肩甲骨の下、心臓の大動脈の周辺などに分布しています。

このように、二つの細胞は正反対の働きをしています。また、白色脂肪細胞は、臓器のまわりに多くたまることから、内臓脂肪＝白色脂肪細胞と考えられています。

さて、脂肪細胞の表面にはβ－3アドレナリン受容体という物質があり、それぞれの細胞の働きを調整しています。β－3アドレナリン受容体がノルアドレナリンというホルモンと結合すると、白色脂肪細胞では脂肪分解が進み、褐色脂肪細胞ではエネルギー消費が進みます。

つまり、ノルアドレナリンによる二つの作用の相乗効果によって体重は減少するわけですが、これは、すなわち体重増減には二つの細胞におけるβ－3アドレナリン受容体の働

エストロゲン分泌と脂肪蓄積との関わり

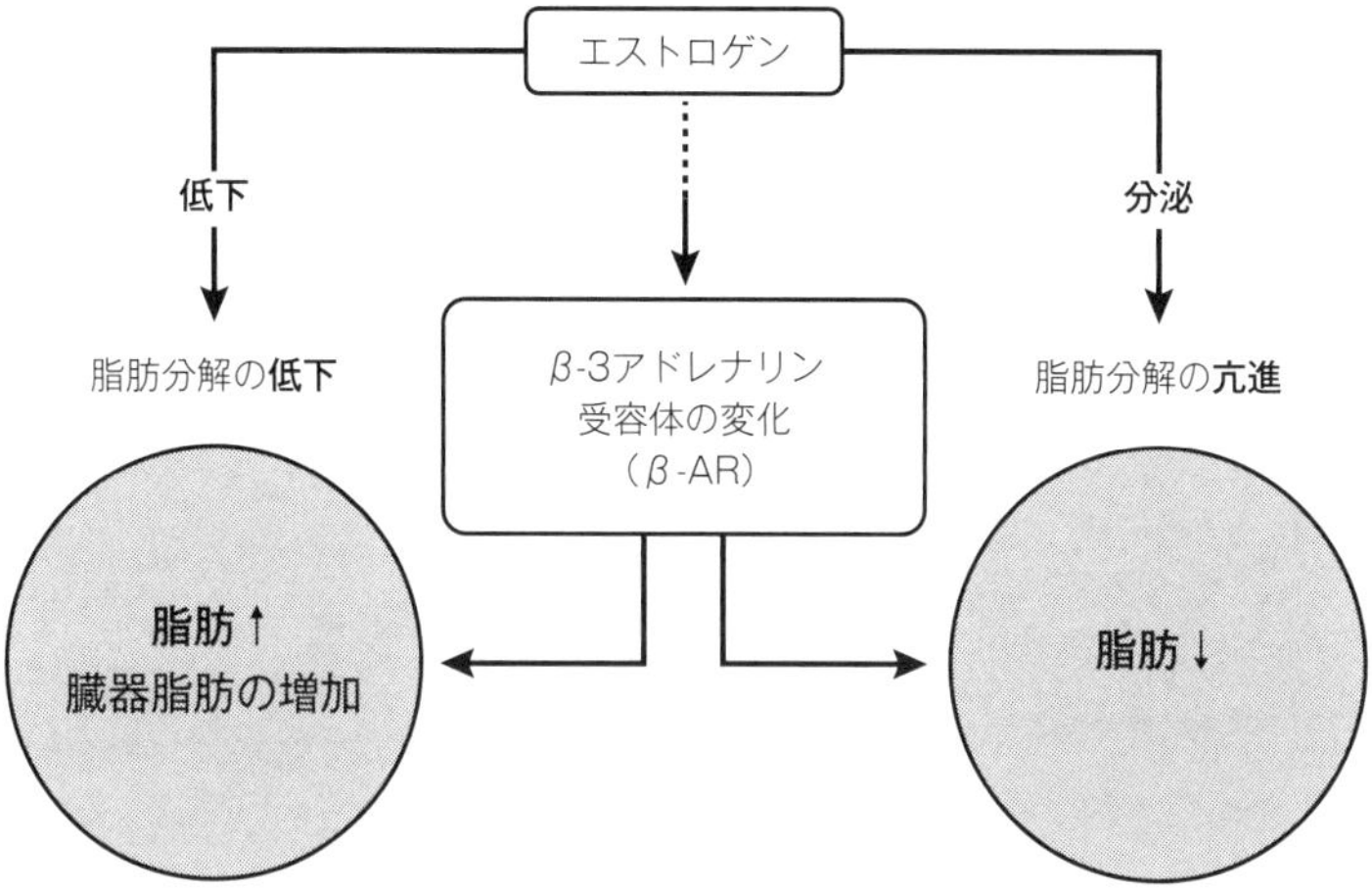

き方の違いが大きくかかわっているということです。

私たちの研究グループは、閉経前と閉経後では脂肪のつき方が違うことから、そこに女性ホルモンのエストロゲンが関わっているのではないかと推測し、研究を行いました。

その結果、エストロゲンの分泌が豊富な状態では、β－3アドレナリン受容体の関与によって白色脂肪細胞の分解が亢進《こうしん》し、エストロゲン分泌の少ない状態では脂肪分解が低下することがわかりました。また、閉経前と閉経後の女性の脂肪を比較することで、閉経すると内臓脂肪のβ－3アドレナリン受容体の働きは明らかに低下し、内臓脂肪が増えることも確認しました。

これらのことから、エストロゲンは内臓脂肪の燃焼に大きくかかわっており、そのため、40代になってエストロゲンが低下してくると女性は太りやすくなること、しかも、お腹まわりに集中的に脂肪がつく「内臓脂肪型肥満」になりやすいことが明確に示されたのです。

冷えは万病の元

「夏でも手足が冷えてつらい」

「腰が冷えて痛む」

女性の半数以上が、このように「冷え」による症状を経験しているといわれます。

冷え症とは、同じような環境や状況にありながら、ほかの人たちは寒がっていないのに自分だけが寒いと感じることです。しかも、そのように感じるというだけでなく、実際に、体温調節機能が外の気温や室温に対応できず、体の内部（体幹部）ではなく末梢《まっしょう》の体表面の温度だけが低下して、夜に十分に睡眠がとれなくなるなど、日常生活に支障をきたすこともしばしばあります。

つまり、局所的に皮膚温が低下するわけで、普段は36度ある体温が急に34度に低下するようなことはありません。体のどの部位が冷えるかというと、全身の体表面の温度が低下することもありますが、多くは手足の先や腰、背中などです。

さて、冷え症が男性より女性に多いのには理由があります。**冷えは卵巣の働きと密接な関係にあり、多くの場合、女性ホルモンの変動によって自律神経が乱れることで起きるからです。**ホルモンと自律神経とは同じ脳の視床下部によってコントロールされているため、ホルモンに異常があると自律神経もダメージを受けて失調しやすくなるのです。

もう少し詳しくご説明しましょう。

女性ホルモンのエストロゲンが低下すると、自律神経による血管の収縮や拡張のコントロールがうまく機能しなくなり、冷えを感じる毛細血管が必要以上に収縮して、血行障害を引き起こすと考えられています。とくに更年期の女性に冷え症の人が多いのは、エストロゲンがどんどん減少することで、慢性的に局所の血行障害が起き、冷えを自覚することが増えるからでしょう。そして、これらの血行障害は、血流が少なくなるため、身体の老廃物を運搬して排泄《はいせつ》できなくなり、新陳代謝が悪く、身体の老化にも直結します。

また、もう一つの女性ホルモンであるプロゲステロンも体温調節に関係していることがわかってきました。プロゲステロンが低下すると、中枢の温度（体幹部）のセットポイントが下降します。つまり、平熱が下がるのです。すると末梢の皮膚の温度も下がります。したがって、プロゲステロンが低下する月経日や分娩直後、また更年期には、それまでより末梢の温度が低下するため、より冷えを感じるようになるのです。

冷えからくる症状は人によってさまざま

このように、冷え症は、自律神経機能が低下することによる血流障害によってあらわれます。ですから、のぼせやほてり、発汗、息切れなどの症状があらわれても不思議ではありません。

しかし、西洋医学では、冷え症というのは一般に病気とみなされない場合が多く、自律神経失調症や、手指が白くなるレイノー病（冷たい水に触れたり強いストレスを感じた時などに、手足の先の血流が悪くなり皮膚が白くなりしびれる病気）とみなされたりします。

一方、東洋医学では、冷え症は体を健やかに保つ「気《き》・血《けつ》・水《すい》」のバランスの崩《くず》れた状態として捉え、未病《みびょう》（まだ病気ではないけれど健康でもない状態）や病気のサインとみなし、いずれ重大な病気の原因になる「万病の元」と考えられています。

また、東洋医学では、冷え症とひとくちにいっても、その人の体質や性質によってさまざまなタイプがあり、それぞれのタイプによって伴う症状も異なると考えます。したがって、治療に使う漢方薬もまた異なります。

たとえば、エネルギー不足の「気虚《ききょ》型」の冷え症では、全身の倦怠《けんたい》感、易《い》疲労感、息切れ、めまいなどの症状があわわれることが多く、気が滞《とどこお》っている「気滞《きたい》型」や気が逆流している「気逆《きぎゃく》型」の冷え症では、頭痛、肩こり、易疲労感、抑うつなどの症状が、血が不足している「血虚《けっきょ》型」の冷え症では、動悸《どうき》、めまい、易疲労感などがあらわれやすいという具合です。

冷え症の症状は、一種の不定愁訴《ふていしゅうそ》（いろいろ検査をしても原因になるような体の異常が見つからないのに、さまざまな不調を感じて、それを訴えること）ですから、どのような症状が出現してもおかしくありません。冷え症から体の不調を引きおこし、神経痛や関節痛、生理痛などの痛みを伴ったり、消化不良や下痢・便秘など消化器系のつらい症状が起きることもあります。

冷え症は寒い冬だけでなく、季節を問わず起こります。つまり、一年中、冷えとたたかっている女性もいるということです。冷え症を抱《かか》えていると確実に生活の質は下がります。

冷えが誘因の症状・症候

・手足の冷え	・自律神経失調症
・肩こり	・疲労倦怠
・頭痛	・消化不良
・身体痛	・下痢・便秘
・腹痛	・しもやけ・あかぎれ
・腰痛	・膀胱炎《ぼうこうえん》
・関節痛	・寒冷蕁麻疹《じんましん》
・神経痛	・花粉症
・生理痛	・万年かぜ症候群
・歯痛・顎関節症	・喘息発作

それだけではありません。冷え症そのものは病気ではありませんが、子宮筋腫《きんしゅ》や子宮内膜症、あるいは腎臓や肝臓などの病気の芽が潜《ひそ》んでいることもあります。

女性が健やかで充実した人生を送るうえで、冷え症を改善することは不可欠といってもいいでしょう。

第2章（P88～P95参照）で、冷え症を改善する方法についてお話をしています。冷え症に悩んでいるという方は、ぜひ参考にして冷えを改善してください。

第2章
見た目のキレイを目指すことで、体内も若くなる

見た目が若くなる九つの方法

ここまで見てきたように、同じ年齢でも、だれもが同じように年をとるわけではありません。暦年齢はかえられなくても、見た目年齢や健康年齢は、自分の努力次第でいくらでも巻き戻すことは可能です。

ここでは、そのための方法をご紹介します。すべてをやろうとしなくてもいいのです。興味のあること、できそうなことから、はじめてみてください。どの方法を選択しても、確実に今より若返るはずです。

さあ、これまでの健康管理的な守りの生活から、「若返る」という攻めの生活にシフトしましょう。

その1――スキンケアで体内が若返る!

見た目は老化の重要なバイオマーカーです。その人が、日頃どのようなものを食べ、どのような活動をし、それによって、体内の代謝活動はどのように行われているのか。たとえば、皮膚や筋肉のコラーゲンなどのたんぱく質がきちんと合成されているか。それらのトータルな集積が見た目です。ですから、見た目を侮《あなど》っては決していけないのです。

第１章で「ダイエットをしてやせ過ぎると、老化が促進する」というお話をしましたが、これは、決してキレイになる努力をしてはいけないといっているのではありません。

むしろ、「キレイになりたい」と思い、そのために努力をすることは、とても大切です。見た目のキレイを目指すことは、体内の若返りにもつながるからです。

たとえば、「素肌美人を目指してスキンケアを頑張ろう」と思って一生懸命努力をしている人は、やる気に満ち溢《あふ》れています。**やる気が出ている人の脳内には「快楽ホルモン」と呼ばれるドーパミンが分泌**されていますが、ドーパミンにはストレスを打ち消す作用があります。ストレスはホルモン・バランスを乱す要因の一つですから、意欲的に生きている人はストレスに強く、女性ホルモンが乱れにくいと考えられるのです。

また、たとえば、適度なダイエットに取り組んで目標を達成できると、いい気分になります。**いい気分のときには、脳内に「幸せホルモン」と呼ばれるセロトニンが分泌**されています。セロトニンには気持ちを安定させ、自律神経を整《ととの》える作用があります。自律神経をつかさどる視床下部《ししょうかぶ》はホルモンの司令塔でもあるので、自律神経が整えばホルモンのバランスも整いやすくなります。また、セロトニンは目のまわりや頬、お尻についている「抗重力筋」をサポートする働きがあるので、顔やボディのたるみを防ぐ効果も期待できます。

このように、見た目の若さや美しさをキープしようと前向きに努力をすることは、間接的に、体のなかにある卵巣や脳などの活性化、すなわち若返りにもつながるといえます。

ということは、「体が健康でなければキレイになれない」とよくいわれますが、「**見た目からアプローチをすることで体も健康になる**」という、逆ルートも成り立つということです。

美しくなるのに遠慮はいりません。いくつになっても、あきらめずに「今日より明日のほうがもっとキレイ」なあなたを目指してみてください。

見た目から若くなるための四つのポイント

見た目を左右する四大要素は、「肌の白さ」「目元・口元」「表情」「姿勢」といわれます。

このなかでも、**女性の見た目にもっとも影響を与えるのが、肌色と目元や口元のシワやたるみ、つまり肌の状態です。**実年齢より肌年齢から老化を実感する女性は少なくありま

シワ・たるみ、シミ・ソバカスの原因

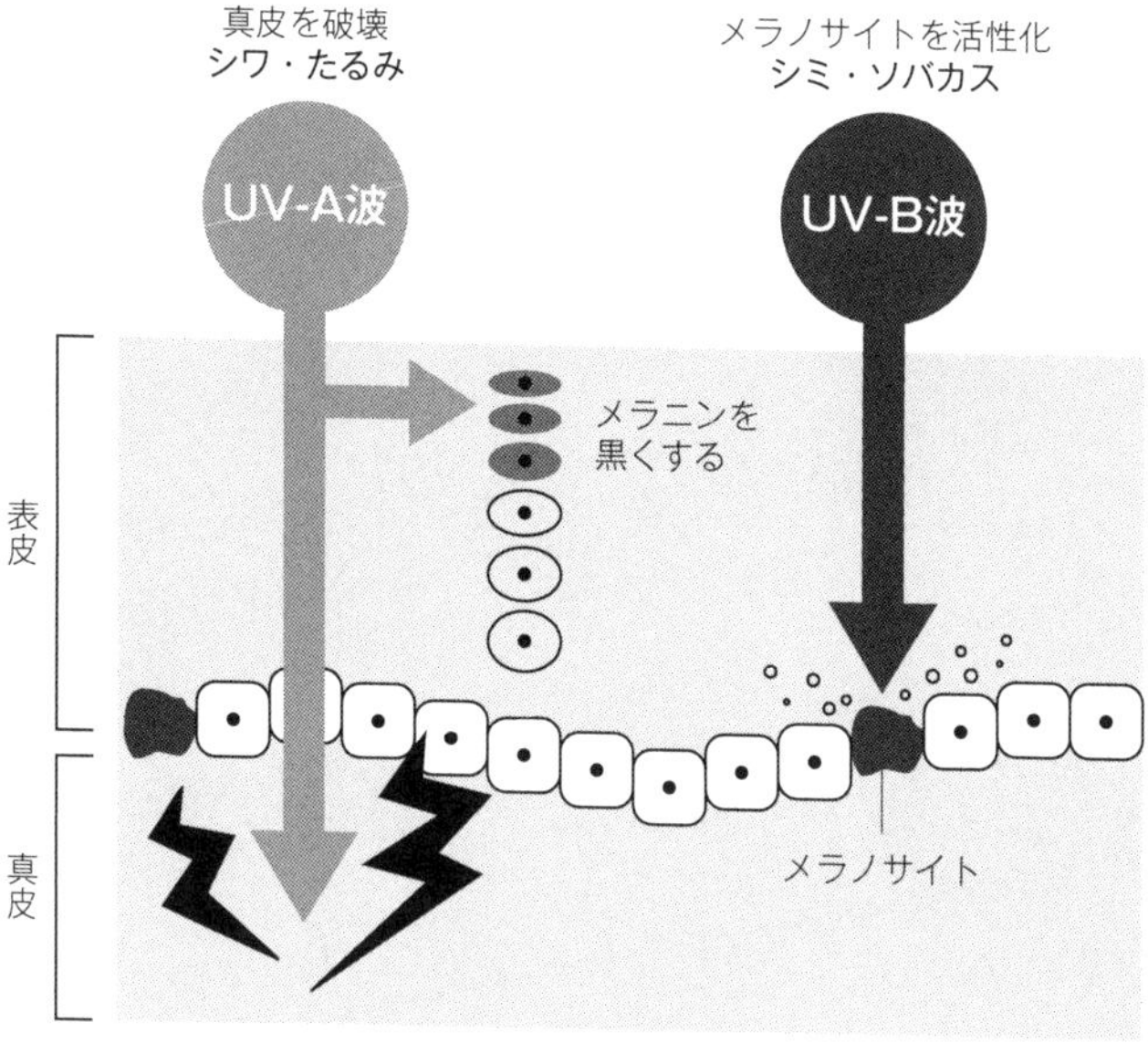

せん。

昔から「色白は七難《しちなん》隠す」といわれますが、肌が白いとそれだけで若く見えます。シミ・ソバカス、くすみのない透明感のある肌は、やはり若さの象徴といえるでしょう。美白願望の強い女性が多いのもうなずけます。

白い肌にとって、やはり日焼けは大敵です。いえ、肌色だけの問題ではありません。肌は加齢によっても衰えますが、実は、肌の老化の原因の8割は紫外線による「光老化」だといわれています。紫外線にはUV－A波とUV－B波とがあり、日焼けをもたらすのはUV－B波です。肌は上から、表皮・真皮・皮下組織の三層からできてい

ますが、UV－B波は表皮のいちばん下にあるメラノサイトという色素細胞を刺激してメラニン色素を生みだし、肌を黒くします。**メラニンはつくられても代謝されますが、新陳《しんちん》代謝《たいしゃ》が低下したり、紫外線を浴び続けると代謝が追いつかなくなって、メラニンが肌の奥にとどまりシミになります。**

もう一方のUV－A波は、肌の奥深くまで浸透して、表皮の細胞や皮下組織のコラーゲンやエラスチンなどにダメージを与えます。すると、肌の弾力が失われ、シワやたるみができます。また、紫外線を浴びると体内に活性酸素が発生し、皮膚の細胞を攻撃します。すると、皮膚のターンオーバーが遅れて、表皮のバリア機能が失われ、肌荒れしやすくなります、また、乾燥も進むため、ますますシワができやすくなります。

このような光老化は、紫外線を浴びた時間と強さに比例します。ですから、紫外線量の増える5月～9月のとくに昼間の時間帯は、外出をするときに日焼止めクリームを塗り、日傘や帽子を利用するなど、紫外線対策をすることが大切です。前の項目でお話ししたように、皮膚にもエストロゲンの受け手である受容体がありますが、最近の研究により、紫外線は皮膚のエストロゲン受容体の発現量を低下させることがわかってきました。加齢とともに皮膚をはじめ全身のエストロゲン受容体の発現量の低下が助長されることもわかっ

エストロゲン分泌の減少による皮膚のたるみ

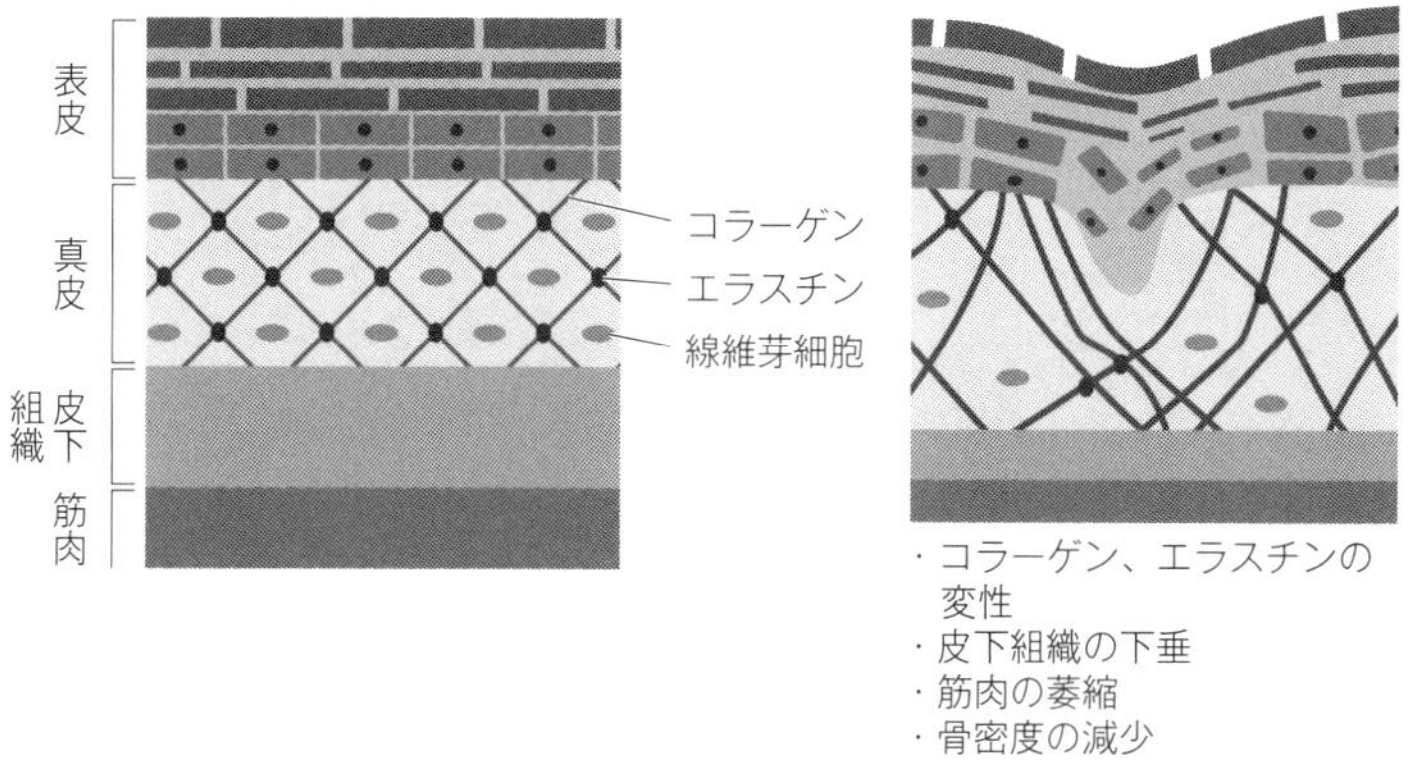

ています。

ですから、夜は昼間浴びた紫外線によるダメージから肌を回復させるために、化粧水でたっぷり水分補給をしたり、保湿効果の高いクリームで肌を保護するなどアフターケアを心がけることが大切です。やはり、美肌をキープするのに、丁寧なスキンケアをすることは欠かせません。

さて、顔のなかでも、女性がとくに気にするのが、口の両側にできるほうれい線と目の下のたるみです。ほうれい線のような深いシワや目元のたるみは、紫外線対策だけで防ぐことはできません。**皮下組織の下には筋肉があります。ほうれい線や目の下のたるみは、頬の筋肉が衰えることで生じます。**したがっ

て、スキンケアとともに、顔の筋肉を鍛《きた》えることが必要です。

顔は、口輪《こうりん》筋や頬《きょう》筋などたくさんの筋肉によって覆《おお》われています。これらの筋肉をあわせて「表情筋」と呼びます。名前が示すように、表情筋を鍛えるには、表情豊かになることです。あなたは、ふだんの自分がどんな顔をしているか知っていますか。人は無意識のときには、顔の筋肉をほとんど使っていません。筋肉は意識して使えば鍛えられますが、使わなければ衰えます。顔の表情が乏《とぼ》しいと、どんどん衰えて、シワやたるみが大きくなっていきます。

たとえば、今より口角を1ミリあげてみてください。それだけで、口輪筋、頬筋、笑《しょう》筋などたくさんの表情筋が鍛えられています。足やお腹の筋肉と違って、表情筋は小さく繊細にできているので、筋肉を1ミリ動かすだけでも筋トレ効果があるのです。そうして、表情筋が鍛えられてくると、筋肉の動きも滑《なめ》らかになります。すると、笑ったときに口角がしっかりと上がり、表情が華《はな》やかになります。**顔の筋トレをすることで、ほうれい線やたるみを予防・改善でき、さらに表情も豊かになるという、二つの若返り効果を得られます。**

こうしたセルフケアでは改善できないほど深いシワやたるみには、CO_2（炭酸ガス）レー

皮膚若返り治療におけるレーザー術

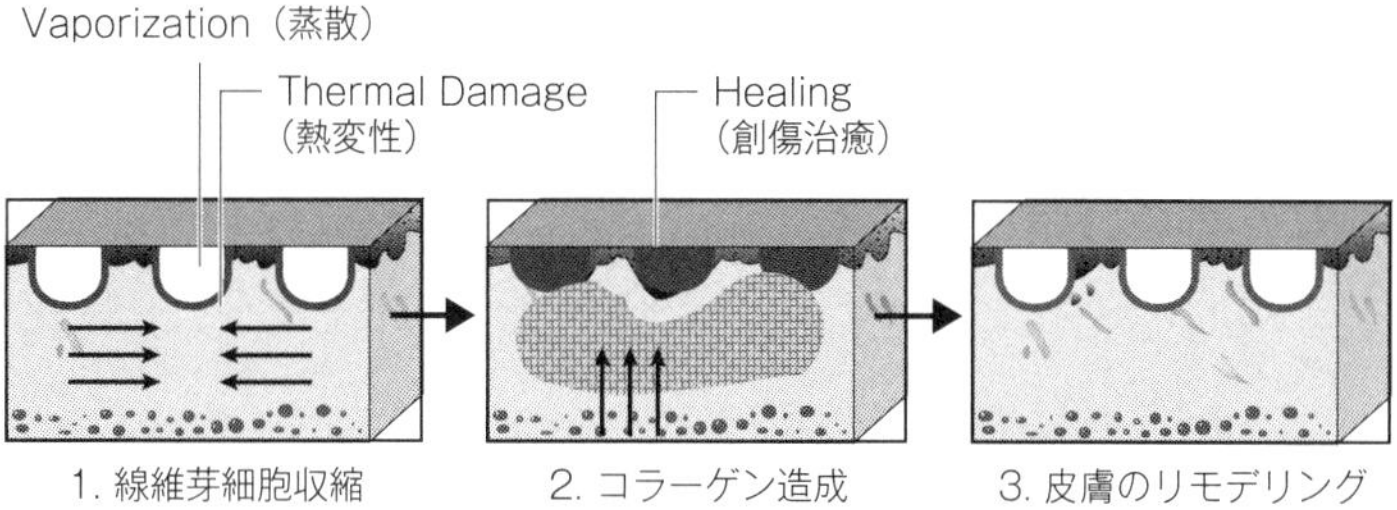

炭酸ガスレーザー療法は、健常皮膚を残しながら微小な点状に炭酸ガスレーザーを放射する手法である。
表皮を蒸散し、その周りに発生する熱エネルギーが真皮深層まで**熱変性**させることでコラーゲン組織が収縮。変性した**コラーゲン**は創傷治癒の過程で再生し皮膚の**リモデリングを促す**機序により、加齢によるシワなどの**皮膚老化を改善する最も効果的な皮膚若返り方法**である。

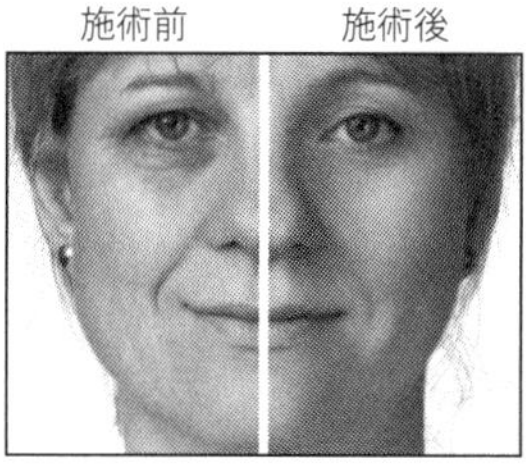

ザーによる治療が有効です。レーザーで皮膚の真皮まで届く細かな穴をたくさん開け、真皮に熱エネルギーを与えます。すると、線維《せんい》芽《が》細胞が刺激され、開いた部分を塞《ふさ》ごうと、コラーゲンやヒアルロン酸を活発につくりだし、皮膚の再生を促《うなが》します。そうして深部から皮膚が生まれ変わるので、年齢肌による小じわやたるみから、ほうれい線のような深いシワ、さらに、盛り上がりのあるシミやホクロ、イボ、ニキビの跡や傷跡なども除去することができます。

新しいコラーゲン線維が増えるので、お肌に透明感とハリもでてきます。深部から肌を入れかえ新しい肌にリセットするには、女性ホルモンを投与して内面からアプローチするより、炭酸ガスレーザーによって外からアプローチをする方が、真の効果が高いといわれています。レーザー療法は30年余の歴史と実績により、医学的にもその効果が今や評価されています。

さて、遠目からの第一印象に大きな影響を与えるのが姿勢です。同じ年齢でも、背筋のピンと伸びた人と、背中の丸まった猫背の人と、少し離れたところから見ると、見た目年齢に10歳以上の差がつくこともよくあります。常に背筋をピンと伸ばしているためには、背骨を支えている腹筋と背筋のバランスが大事です。

それらの筋肉を鍛えるには、やはり常に正しい姿勢を意識して、それをキープしようとすることです。立っているとき、座っているとき、歩いているとき、自分が今どんな姿勢をしているかを、常に意識するようにしましょう。姿勢も自分の意識ひとつで、いくらでもよくすることができます。

しかし、背筋を長時間にわたりピンと伸ばし続けるには、それだけの背筋や腹筋の筋力が必要です。筋肉を鍛えておくことをおすすめします。

その2――老化の元凶「AGE」の蓄積を抑制する

ＡＧＥは食事からとった糖質が体内のたんぱく質とくっついてできます。つまり、日々体内で産生されているということです。ですから、加齢とともに蓄積《ちくせき》量が増えていくのは仕方のないことですが、余計な蓄積をさせないことが重要です。

方法は大きく二つあります。一つは、ＡＧＥが産生されにくい体内環境を作ること。もう一つは、食べものにもともと含まれるＡＧＥを極力体内に入れないことです。

まず、ＡＧＥの体内での産生量は、食後の血糖値の高さとそれが持続する時間で決まります。

だれでも食事をすれば血糖値が上がりますが、その上昇の度合いが急激なほど、また高血糖状態が長く続けば続くほど、ＡＧＥは蓄積されやすくなります。糖尿病患者とそうでない人とを比較すると、ＡＧＥの体内量は前者の方が多いことがわかっています。糖尿病でなくても血糖値を急上昇させないことが大切なのです。

さて、食事で糖質を摂取すると約15分ほどで血糖値が上昇してきます。すると、膵臓《すいぞう》からインスリンが分泌されます。インスリンはエネルギー源である糖を速《すみ》やかに各組織の細胞に送りこむ役割を担《にな》っており、インスリンが約2時間ほどかけて糖を全身に分配することで血糖値は下がります。この一連の仕組みを「糖代謝」といいます。

このとき、全身が必要としているエネルギー量よりも多くの糖ができてしまうと、体は余分な糖をまず肝臓に蓄《たくわ》え、それでも余った糖は脂肪細胞に蓄積します。こうして体内に糖がダブついた状態になると、高血糖の状態が長く続くことになり、AGEができやすくなります。

AGEをつくらせないためには、食後の血糖値が高くなっている間に、エネルギーを消費して糖を使うことです。そこで、ぜひおすすめしたいのが食後の軽い運動です。食後1～1時間半くらいの時間帯に筋トレや軽いジョギングなどをして体を動かすと、筋肉が糖をエネルギー源としてどんどん消費するので、血糖が急激に上昇したり高血糖状態が長引いたりするのを防ぐ効果があります。

また、同じメニューでも、食べる順番を工夫したり、ゆっくり時間をかけて食べることで、血糖のピークを抑制したり、持続時間を短縮したりすることができます。

たとえば、多くの研究によって、炭水化物や肉より、野菜やキノコ類、海藻などを先に食べた方が、血糖値の上昇がゆるやかなことがわかっています。よく噛《か》んでゆっくり食べ

AGEはどのようにして体に取り込まれるか？

- AGEには体の中で作られるAGEsと食品に含まれるAGEsがあり、後者のAGEのうち7%が体に取り込まれる
- AGEは食材を加熱する温度が高いほど発生する
- 清涼飲料水やお菓子などの甘み付けに使われる果糖はブドウ糖に比べて10倍多くAGEが溜まる
- 小腹がすいたときのお菓子やケーキは最もAGEを上げ、老化を加速させる
- 食後のデザートは同じ量の甘味料が入っていたとしても空腹ではないので、AGEの産生はより少なく、まだましである

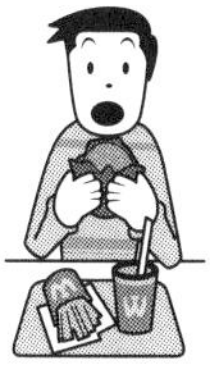

血糖値×持続時間＝AGE

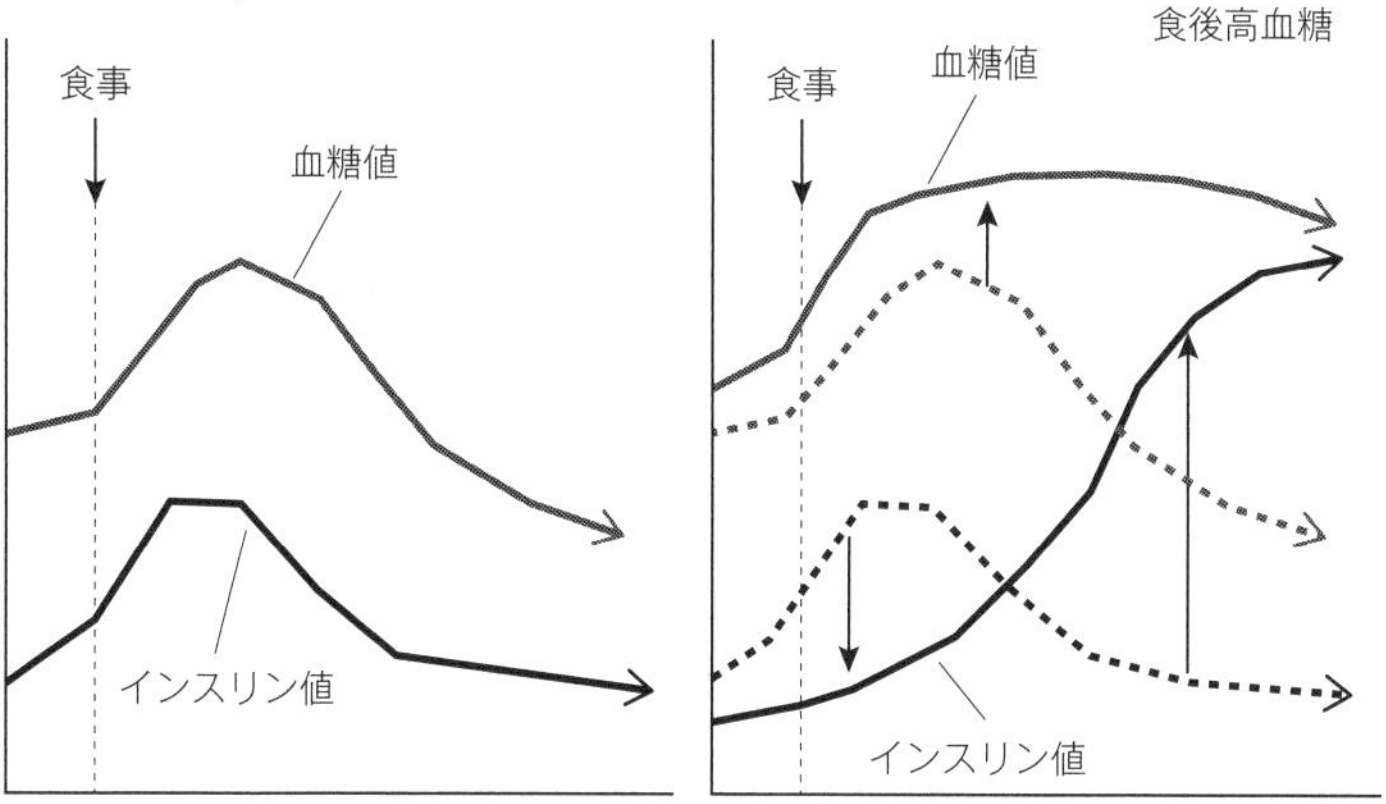

正常な場合　　糖化リスクにより食後高血糖になる場合

体内で糖化が進行している場合や、すでに糖尿病を発症している場合、
右のグラフのように食後、血糖値が上がってもインスリンがすぐに分泌されず、
血糖値が上がったままとなる。つまり、AGEがどんどん蓄積されていく。

食べる順番によって変化する血糖値の上昇率

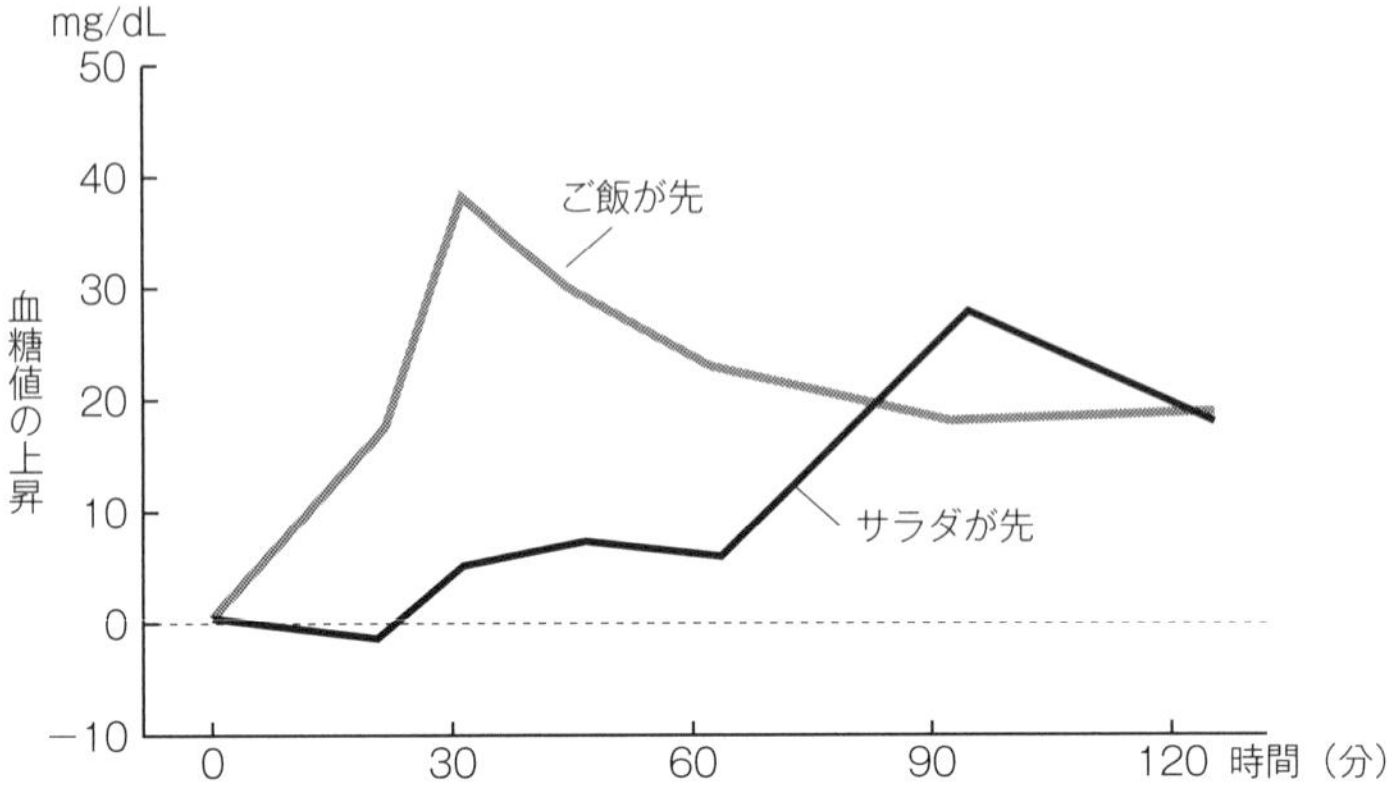

これからはカロリーの高低だけでなく、AGEの蓄積に深く関わる食後の血糖値がどれくらいのスピードで上昇するかの数値であるGI(glycemic index)値にも注目すべきである。

出典：金本郁男　他. 糖尿病　2010

ることも大切です。5分で一気にかき込むような食べ方をすると、胃から腸へと一気に大量の糖質が流れ込んで吸収され、血糖値が急上昇してしまいます。

ですから、丼ものよりは、食材のたくさん使われている定食の方がおすすめです。また、食べる順番にも気をつけましょう。いきなりメインの肉や白いご飯から箸《はし》をつけず、まずつけ合わせや副菜の野菜サラダやお浸し、酢の物などから食べることで、血糖値が急上昇するのを抑えることができます。

同じ理由から、すきっ腹《ぱら》で甘いものやスナック類をパクパクと食べるのもよくありません。糖質が一気に吸収されて、あっという間に血糖値が上がることになってしまいます。

夕方の小腹がすいたときに間食をとるという人も多いと思いますが、実は、空腹時のおやつはＡＧＥを大量に発生させることになります。食事を1日3食きちんととり、間食はなるべく控《ひか》えて、スイーツは食後のデザートとして少しいただくというのが、ＡＧＥを増やさない食事のコツです。

第1章でＡＧＥが生成されるプロセスをご説明するときに（Ｐ27参照）、ホットケーキを例に、メイラード反応についてお話をしました。ホットケーキに限らず、たんぱく質が砂糖まみれになってこんがり火の通っている食べもののほとんどにＡＧＥが多く含まれています。

ということは、同じ食材でも調理法によってＡＧＥ値は大きく変わるということです。もっとも危険なのは、から揚《あ》げやカツです。揚げる・炒《いた》めるといった調理法は一気に強い火力で熱を加えるため、ＡＧＥをより大量に発生させます。便利だからといって、から揚げやカツの入ったコンビニ弁当をチンするのは良くありません。

肉や魚は焼くより、煮たり蒸したりするほうがＡＧＥが少なく、さらにユッケやお刺身のように生で食べるとさらに少なくなります。伝統的な和食は、素材の味を大切にするため、生で食べることが多く、洋食や中華料理に比べて揚げる、炒めるなど高温で調理する料理がさほど多くないので、おすすめです。

女性の方が好きなスイーツ類も注意が必要です。たとえば、ショートケーキの黄金色のスポンジ生地には、大量のＡＧＥが含まれています。香ばしいクッキーやワッフルもＡＧＥの塊《かたまり》のようなもの。こういうＡＧＥ値の高いものはなるべく控えたほうがいいでしょう。

また、食品を選ぶときは、ＧＩ値（グリセミック指数）にも注目をしてください。ＧＩ値とは食後の血糖値がどのくらいのスピードで上昇するかを表す数値のことです。おそらく血糖値の気になる方や、ダイエットに関心のある方なら一度は耳にしたことがあるでしょう。

一般的に、ＧＩ値の低い食品は血糖値が急上昇するのを抑制する効果を期待できるといわれます。逆にＧＩ値の高い食品は血糖値を急激に上げることになります。

ＧＩ値の高い食品には、白いご飯やパン、うどんなどの炭水化物だけでなく、ニンジンやジャガイモ、グリンピース、バナナなど、野菜や豆類、果物も含まれます。逆に、炭水化物でも玄米のおかゆやハトムギ、またメロンや桃、イチゴ、パパイヤなどの果物は低ＧＩ食です。

調理法によるAGE値の違い

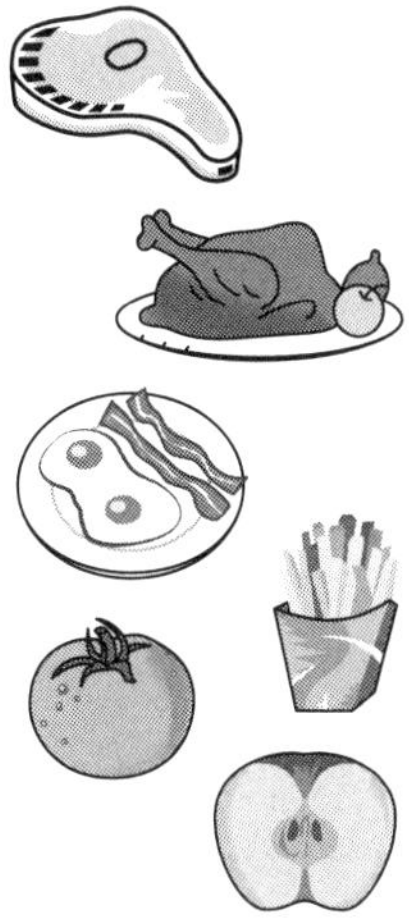

食材	調理法	AGE値（kU/100g）
牛肉	生	707
	シチュー	2657
	ステーキ	10058
鶏肉	水炊き	957
	焼く	4938
	から揚げ	9732
卵	オムレツ	223
	目玉焼き	2749
ポテトフライ	揚げる	1522
パンケーキ	焼く	2263
トマト	生	23
リンゴ	生	13
牛乳	生	5

kU（キロ・ユニット）は同学会が定めた単位
出典：米国栄養士学会報告書

食物別のGI値比較

	高GI食（80以上）	中GI食（79-50）	低GI食（49以下）
穀類	食パン、フランスパン、精白米、もち米、うどん、ロールパン	クロワッサン、胚芽精米、玄米、スパゲッティ（全粒粉）、おかゆ（精白米）、そば	ハトムギ、おかゆ（玄米）、小麦（全粒粉）
野菜	ジャガイモ、ニンジン	西洋かぼちゃ、山芋、とうもろこし、里芋、さつまいも、栗、銀杏	さやいんげん、玉ねぎ、トマト、長ネギ、キャベツ、ピーマン、大根、ブロッコリー、なす、小松菜、きゅうり、レタス、もやし、ほうれん草、白菜
豆類	さらしあん、こしあん	つぶあん、うぐいす豆、うずら豆	小豆、大豆、豆腐、納豆、カシューナッツ、アーモンド、ピスタチオ、ピーナッツ
乳製品			生クリーム、チーズ、バター、牛乳、ヨーグルト
果物		スイカ、パイナップル、キウイ、ぶどう	メロン、桃、柿、りんご、さくらんぼ、レモン、梨、グレープフルーツ、イチゴ、アボカド、パパイヤ
菓子類	どら焼き、チョコレート、せんべい、大福、キャラメル、ドーナツ	クッキー、チーズケーキ、クラッカー、カステラ、シュークリーム、プリン	ゼリー

出典：永田孝行著『一番わかりやすい低インシュリンダイエットの本　完全攻略版』
（朝日新聞社　2002）

その3——腸内環境を整える

「腸」の役割が大きく見直されています。

老化スピードには個人差があり、全身の新陳代謝がスムーズに行われているかどうかが、その人の老化速度を決めるカギになる、というお話をしましたが、腸はここでも大きな役割を果たしています。

新陳代謝がスムーズに行われるためには、新陳代謝の際に生まれる老廃物（アンモニア、二酸化炭素、未消化の食物のカスなど）を速《すみ》やかに排出することが重要です。私たちの体には、老廃物を便や尿、汗、呼気などによって体の外に排出するシステムが備わっていますが、この排泄《はいせつ》機能が順調に稼動することが、スムーズな新陳代謝につながり、結果、老化を防ぐことになります。

排泄機能で大きな役割を果たしているのが「腸」です。私たちが口から食べたものは、胃から小腸を通って分解され栄養を吸収されると、大腸に送りこまれてさらに水分を吸収され、やがて便として排泄されます。

ところが、加齢や無理なダイエット、ストレス、不規則な生活などによって、腸の働き

年齢別および最近の食事の傾向

◆若年者は高齢者に比べて肉類が多く、果実類は極端に少なく、魚介類・野菜類・豆類が少ない傾向にある

◆一方、卵類は、特に最近は年齢差がほとんどない

◆また、穀類は70歳以上で低い傾向があるが、ほとんど年齢差はない

◆10年前に比べて、魚介類の摂取が低下し、肉類の摂取が増加している

◆腸内細菌の善玉菌が増えるような食事内容ではなく、有害物質が溜まりやすく、慢性炎症状態に陥りやすい腸内環境下にある

大腸の機能

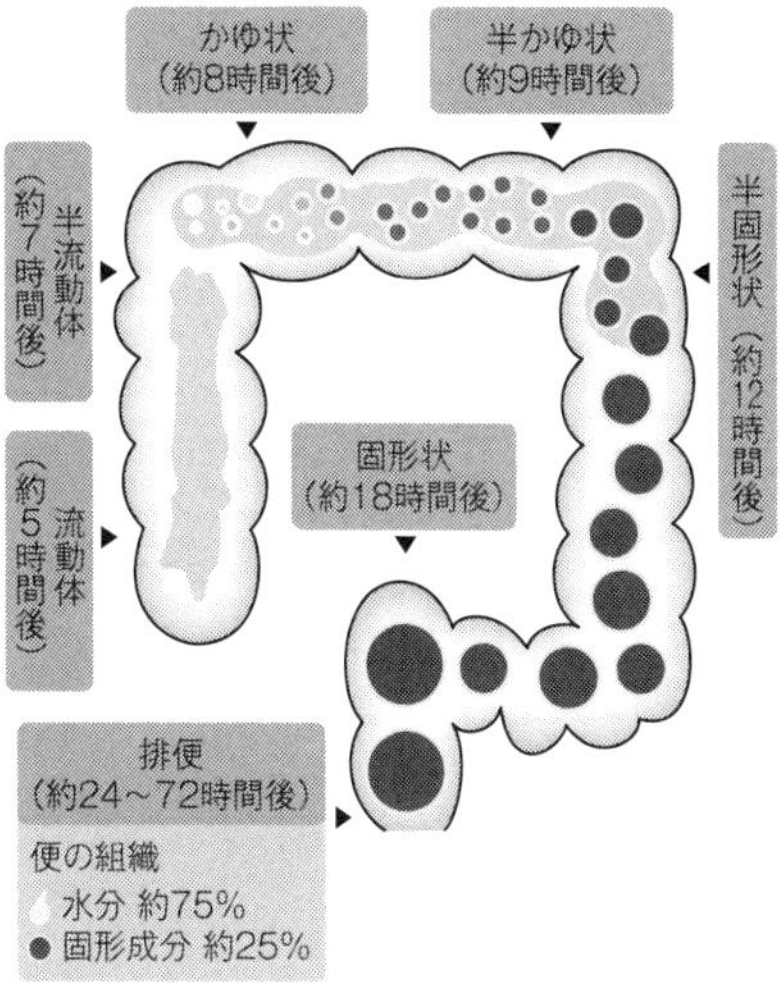

・食べた物は、腸内細菌による腐敗と発酵、粘膜からの栄養・水分吸収を経て、便になる

・腸内細菌は 500～1,000種 500兆～1,000兆個 (約1.5 kg)

・人体の細胞総数は60兆個

・人体最大の臓器である肝臓は重さ約1.5kg

→腸内細菌が健康に大きな影響

が鈍《にぶ》くなって便がスムーズに排出されず、便秘に悩む女性が少なくありません。老廃物には体にとって有害なものも含まれているため、腸内に長くとどまると毒素を溜《た》め込むことになるうえに、老廃物が腐敗して新たな有毒ガスが発生します。そうして、腸内に発生した毒素は血管に再吸収されて全身をめぐり、ニキビや肌あれ、頭痛や肩こり、冷え症など、さまざまな不調を引き起こします。

また、腸の働きが悪いと、内臓全体の働きも衰えるため、全身の代謝が低下し、やせにくくなります。そのうえ、お腹に便や有害ガスがたくさん溜まることで、下腹がぽっこりとでてきて、体型にも悪影響が生じます。

さらに、腸管の内側の上皮細胞にはたんぱく質であるコラーゲンがたくさん存在していますが、そこに、小腸で吸収しきれず老廃物として送り込まれてきた糖がくっつくと、老化の原因物質であるＡＧＥがつくり出されます。すると、腸の上皮細胞がかたくなって働きが悪くなり、蠕動《ぜんどう》作用が落ちて、ますます便秘しやすい環境に。そうして有害物質が蓄積されることで、腸内の腐敗が進み、慢性の炎症反応が引き起こされます。

慢性の炎症はＡＧＥがつくり出される温床《おんしょう》となるので、さらに炎症が助長されるという悪循環がはじまります。こうして蓄積されたＡＧＥは、やがて大腸がんを発生させる要因になることがわかっています。

さて、近年の研究によって、腸は消化・吸収・排泄の機能を担《にな》うだけでなく、「第二の脳」と呼ばれるほど重要な器官であることがわかってきました。

たとえば、腸は脳からの命令とは別に、独自の判断でも働くことができます。見た目などから脳が大丈夫と判断して食べたものが腐っていたとき、下痢をすることで体にとって有害なものをいち早く排泄しようとするのは、腸による独自の働きです。

また、腸は、食べ物に含まれる栄養分を吸収する一方で、細菌やウイルスは吸収せず便として速やかに排出しなければなりません。そのため、免疫細胞の多くが腸に集まっています。人の体の免疫システムの約70％が腸に備《そな》わっており、腸は人体で最大の免疫器官といわれます。

さらに、幸せホルモンと呼ばれる脳内物質のセロトニンは、その95％が腸でつくられており、腸は体だけでなく心の健康にも重要な役割を担っていることもわかってきました。

つまり、腸の環境が悪くなると、心や精神にも悪影響を及ぼすことになるのです。

腸内環境を整えることは、見た目や体内の老化を防ぐだけでなく、毎日幸せに暮らしていくためにも、とても重要なことなのです。

腸内環境の良し悪しは腸内細菌のバランスで決まる

それでは、腸の環境がいい・悪いとはどういうことでしょう。

まず、腸内環境とは主に大腸内部の環境を指します。大腸の腸管の壁には約100兆個の細菌がびっしりとすみついています。その様子がまるで草むら（フローラ）のようなので「腸内フローラ」とも呼ばれます。腸内細菌は重さにすると約1・5kg分。人体最大の臓器である肝臓の重さが1・5kgですから、それに匹敵《ひってき》するぐらい重さがあるわけで、便のほとんどは実は腸内細菌の死骸《しがい》です。

さて、腸内細菌とひとくちにいいますが、約100〜500種類ほどがあり、それらは善玉菌、悪玉菌、日和見《ひよりみ》菌のおもに三つに大別されます。

善玉菌の代表は乳酸菌やビフィズス菌などで、私たちの体にとって有用な働きをします。たとえば、酢酸や乳酸などを産生して腸壁を刺激し、蠕動運動を活発にして排便を促します。また、整腸力を高めて腸内年齢を若返らせる働きもあります。ほかにも、ビタミンを合成したり、免疫力を高めて感染を防いだりするなど、さまざまな健康作用があります。

悪玉菌の代表はウェルシュ菌やブドウ球菌で、腸内を腐敗させたり、毒素や発がん物資を産生するなど有害性があります。

日和見菌にはバクテロイデスなどがあり、善玉菌と悪玉菌との、勢力の強い方に味方します。

これら三つのタイプの腸内細菌が、バランスよく存在しているかどうかによって、腸内環境の良し悪しが左右されます。ちなみに、善玉菌２・悪玉菌１・日和見菌７の割合が理想とされます。

このバランスが崩れると、大腸内が腐敗して悪玉菌が増え、逆に、善玉菌が減ってしまいます。これが「腸内環境の悪い」状態であり、便秘になりやすくなります。悪玉菌が増えて便秘になると、免疫力が下がって肌あれしたり、疲れやすく、また風邪をひきやすくなったり、アレルギーやがんを発症したりすることもあります。

２０１５年の厚生労働省のデータでは、女性のがん死の1位に大腸がんがランクされています。また、女性は女性ホルモンの働きによって、男性より便秘しやすいことが認められています。このことから、女性には腸内環境が悪化して毒素が溜まりやすい状態になっている人が多く、腸内環境を改善することが望ましいといえるのです。

腸内細菌の種類

種類	はたらき	代表的な細菌
善玉菌 （有用菌）	悪玉菌の侵入や増殖を防いだり、腸の運動を促したり、ヒトの体に有用な働きをする菌	・ビフィズス菌 ・乳酸桿菌 ・フェーカリス菌 ・アシドフィルス菌
悪玉菌 （腐敗菌）	腸の中を腐らせたり有毒物質を作る菌	・クロストリジウム（ウェルシュ菌など） ・ブドウ球菌 ・ベーヨネラ
日和見菌	善玉とも悪玉ともいえず、体調が崩れた時、悪玉菌として働く菌	・大腸菌 ・バクテロイデス

悪玉菌と善玉菌のはたらき

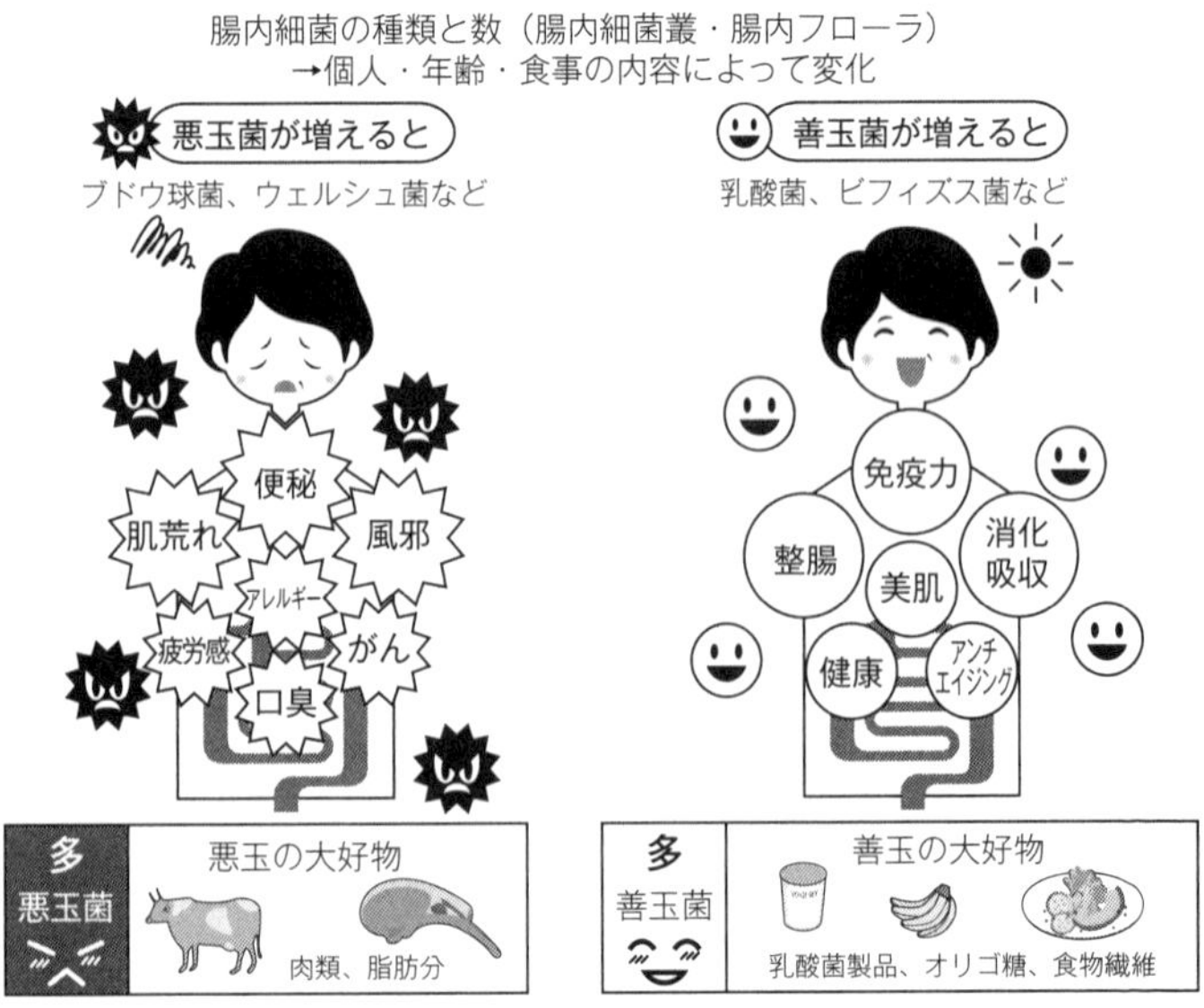

腸内環境が整って善玉菌が増えると、免疫力が高まり、美容にも健康にもアンチエイジング効果を期待できます。

腸内環境をリセットする「腸活」

腸内環境を整える「腸活」は、生活習慣が重要です。なかでも、食事・運動・睡眠が「腸活」の要《かなめ》です。

現代人のとくに若い世代の人たちは、肉類中心の食事を好む傾向があり、有害物質が溜まりやすい腸内環境にあります。たんぱく質は美肌成分のコラーゲンや筋肉をつくるために不可欠ですが、とり過ぎてしまうと、消化しきれなかったたんぱく質が腸内で腐敗して、ＡＧＥを産生する原因になってしまいます。これを機に、食事の内容を見直して偏食をあらため、栄養バランスを整えましょう。

スムーズな排泄を促して腸内環境を整えるのに有効なのは、善玉菌のエサになるオリゴ糖と食物繊維です。オリゴ糖は、腸内にすむ善玉菌を活発化して数を増やし、腸内環境を改善するのに効果を発揮します。オリゴ糖は一般的な食事から摂取するのは難しく、ハチミツなどから摂取するか、市販されているオリゴ糖を使うことになります。１日５ｇ（テ

腸内細菌は大切なパートナー
―食べ物と腸内細菌―

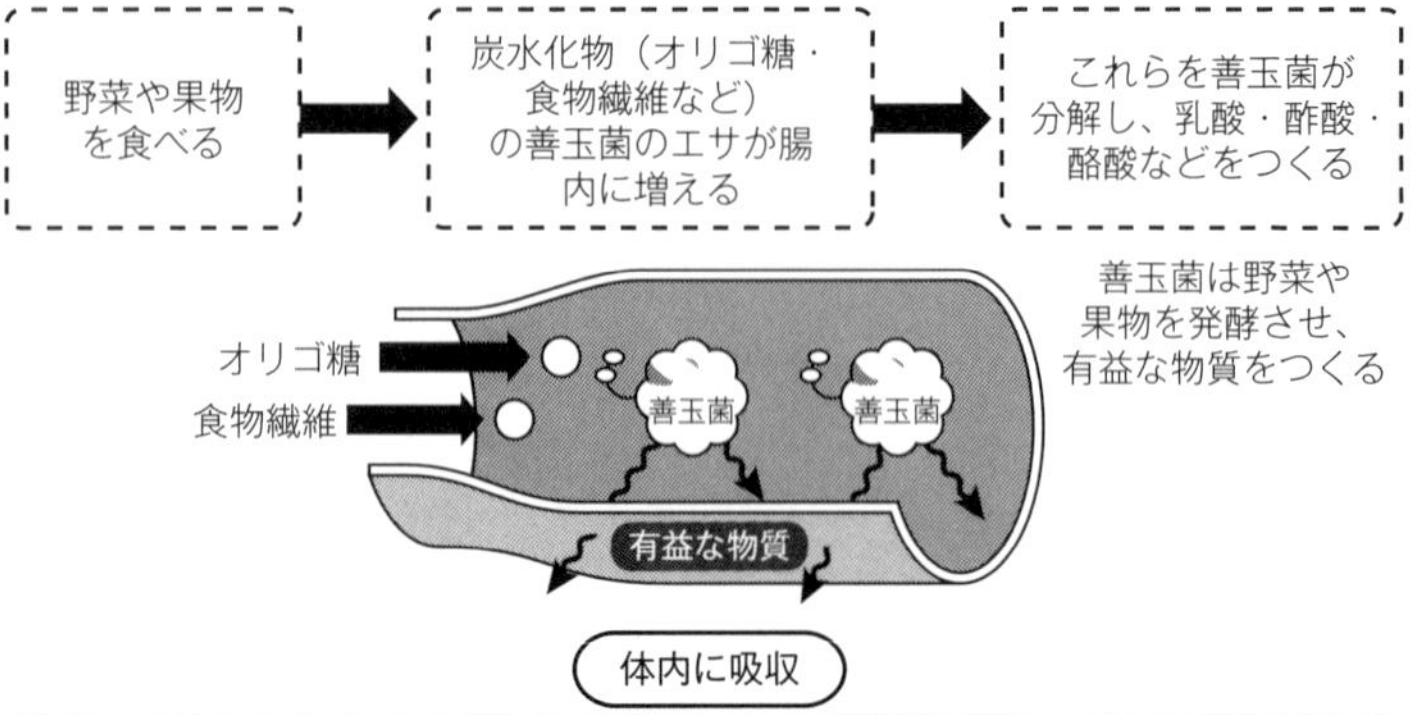

善玉菌がつくる主な有益な物質

●ビタミンB群　●酪酸　●乳酸　●酢酸　●プロピオン酸　など

腸内を弱酸性にする→悪玉菌繁殖抑制・蠕動運動促進
悪玉菌繁殖抑制・・・悪玉菌代謝物（＝有害物質）吸収のリスクを削減
蠕動運動促進・・・排便作用を促し、有害物質などを速やかに排泄

ィースプーン1杯程度）ぐらいを目安に、体調を考慮しながら増減するといいでしょう。

食物繊維は、これまで「食物のカス」として便の量を増やす役割ばかりが取り上げられてきました。しかし、近年、**食物繊維は、炭水化物・たんぱく質・脂質・ビタミン・ミネラルの五大栄養素につぐ「第六の栄養素」として注目されています。**オリゴ糖と同じように善玉菌のエサになり、腸内環境を改善する働きのあることがわかってきたのです。

腸内細菌は、食物繊維を分解してエネルギーとして利用し、自ら増殖したり体に有益な物質をつくりだしています。また、善玉菌を増やすことで悪玉菌の活動を抑え、腸内に有害なガスが発生するのを抑えるという働きもあります。善玉菌を増やし悪玉菌を減らして腸内環境を改善するには、食物繊維は欠かせない栄養素です。

食物繊維を多く含む食品として筆頭にあげられるのは、やはり野菜です。１日に必要な野菜の摂取量の目安は２８０gといわれますが、腸活のためには３５０gぐらいとるのが理想です。サラダやおひたし、炒めものなど、**毎日の献立にプラス一皿の野菜を心がけましょう。**

ちなみに、食物繊維には水溶性と不溶性とがありますが、善玉菌が好むのは前者の水溶性食物繊維です。アボカド、キャベツ、オクラ、モロヘイヤ、ゴボウ、かぼちゃなどに多く含まれます。また、ワカメや昆布などの海藻類、納豆やきなこなどの豆類にも豊富です。さらに、バナナなどの果物も水溶性食物繊維の宝庫ですから1日１００gを目安にとることをおすすめします。完熟バナナはGI値が高いので、取り過ぎには注意しましょう。

気をつけたいのは、悪玉菌を増やす食べものです。ほうれん草や貝類など鉄を含む食品や、チーズなど動物性脂肪の多い食品、砂糖を含む食品などは、消化しきれずに大腸まで届くと悪玉菌のエサとなって腐敗し、腸内環境を悪化させるので、いずれにしろ取り過ぎには注意をしてください。

また、ＡＧＥも腸内環境を悪化させる原因になります。腸内環境を守るためにも、ＡＧＥ値の高い食べものや、体内でＡＧＥを産生する食べものはなるべく控えましょう。

食事以外の生活習慣では、毎日、適度な運動を心がけることも大切です。デスクワークなどで1日中座りっぱなしでいると、腸が停滞しやすくなります。全身を動かすことで代謝がよくなると、腸の働きも活発になります。

いい睡眠をとることも大事です。腸管の運動は、自律神経のうちリラックスモードの時に働く副交感神経が優位の時に活発になります。逆に、ストレスや激しい活動によって交感神経が緊張していると便秘になりやすくなります。睡眠中は副交感神経が優位になり、腸の運動がもっとも活発になる腸のゴールデンタイムです。あとの項目でお話ししますが、いい睡眠はそれ自体が老化予防につながるので、ダブル効果を期待できます。

その４——冷えを生活改善と漢方で予防

第1章の「冷えは万病の元」（Ｐ56～Ｐ60参照）で、冷え症は卵巣の働きと密接な関係があり、女性ホルモンの低下による自律神経の失調が要因だとご説明しました。

しかし、体を冷やすような食生活や運動不足など日常生活のなかにも冷えの誘因はたくさん潜んでいます。自分の体と日々の生活を見直して、冷えから体を守る習慣を身につけてください。

冷え対策１　食事

冷えを解消するには、食べることがとても大事です。私たちの体は、食べものや飲みものをとることで代謝が上がり、食事によって摂取したエネルギーの75％以上が熱となって体温の維持に役立っています。ですから、食べないと冷えは解消しません。過激なダイエットや朝食抜きは冷えの大敵です。三食規則正しく食事をすることを心がけましょう。

また、胃や腸の中では食べたものや飲んだものを温めることにも熱が使われます。たとえば、アイスクリームやビールなど冷たいものをとると体がひんやりし、逆に、スープなど温かいものをとると体がポカポカして温まることは、だれもが体感されていると思います。このように、体の熱を保つには、温かい食べものや飲みものをとることが望ましいのです。冷え症の人は、夏場の暑い時でもキンキンに冷えたビールや清涼飲料水、アイスクリームなどは、なるべく我慢するよう心がけてください。

食品としては、一般に、カブやネギのように冬が旬のものや、土の中でとれる根菜類、また、ショウガ・シソなどの薬味、サンショウ・唐辛子などの香辛料に、体を温める温性作用があるとされています。

一方、トマトやキュウリなど夏が旬のものや、バナナやマンゴーのように熱帯でとれるトロピカルフルーツなどは、体を冷やす冷性作用が強いとされます。

だからこそ、食性を知った上で温冷のバランスよく組み合わせるなど、意識して食事をとることが大事です。

冷え対策2　体を冷やさない

体を、中心部である「体幹《たいかん》」と「末梢《まっしょう》」との二つに分けて考えると、とくに体幹部を冷やさないことが大切です。

体幹部を露出すると、露出した部分だけでなく手足の皮膚温も急激に低下します。一方、手足のみを露出した場合には、手足の皮膚温は低下するものの、体幹部の温度は逆に上昇します。このことから、体幹部は末梢の温度変化の影響を受けにくく、反対に、末梢のとくに手足は体のどの部分が寒冷にさらされても皮膚温が低下しやすく、冷えやすいことがわかります。

内臓など重要な臓器のおさまっている体幹部は、健康の基盤です。１年を通して冷やさないよう注意をし、寒い季節などにはカイロを利用するなど意識して温めることを心がけてください。

冷え対策３　お風呂で体を温める

冷えを改善するのにベストな入浴法について調べた研究があります。

42度の熱めのお湯と、38度のぬるめのお湯と、それぞれ10分間つかったときの体温の変化を調べたところ、42度の場合、体温が０・９度急上昇しましたが、汗をたくさんかき、10分後には入浴前の温度に戻っていました。発汗することで温度調節が行われたのです。もう一方の38度の場合は、体温は０・４度とわずかな上昇でしたが、20分たっても体温は上昇したまま保たれていました。

この研究によって、冷えを改善する入浴のポイントは、38〜40度ぐらいのぬるめのお湯にゆっくり入ることだということがわかりました。

熱いお湯につかると一気に体が温まったように感じますが、それはほんのいっときだけのことです。たとえば、熱いお風呂に入った途端に鳥肌がたったという経験をされたことのある方も多いと思いますが、これは交感神経が働くためで、末梢の血管が収縮して、かえって血行が悪くなります。

38〜40度のぬるめのお湯につかると、心身を緊張させる交感神経の働きが抑制され、副交感神経が優位になって、心身がリラックスします。副交感神経は血管を開く作用があるので体のすみずみまで血流が良くなり、冷えの改善に大きな効果を発揮します。

また、副交感神経は精神的なリラックスももたらすので、就寝前にこの温度で入浴することで、そのあと、心地よく眠りに入れ、質の良い睡眠をとることにもつながります。

冷え対策4　適度な運動をする

私たちの体の中で、もっとも熱を生み出しているのが筋肉で、体内でつくられる熱のうち60％を占めています。じっと静かにしているときの筋肉の熱産生量は全体の20％にしか過ぎませんが、家事や通勤、買い物などの中程度の動作によって代謝が高まり、大きな熱を生み出します。また、動くことによって末梢の循環も改善されます。

日常生活では、たとえば、家事を積極的に行ったり、駅のエスカレーターやエレベーターの代わりに階段を使ったり、最寄駅より一つ先の駅まで歩いて電車に乗ったりとこまめに動くことを心がけましょう。

運動では、やはり筋肉を意識的に使う筋トレが有効です。ジムで行うような激しいメニューを行う必要はありません。家でスクワットなどを軽く行うだけで体がポカポカ温まってきます。また、ウォーキングなどの有酸素運動をすると脂肪が燃焼されるときに熱が発生して体が温まります。適度な運動はストレスの解消にもなり、自律神経系の調整にもつながります。体を温めるだけでなく、冷えやすい体質を改善するのに有効です。

冷え対策５　漢方薬を利用する

冷え症を乗り切るためには、体を冷やさない生活を送ることが大切です。生活改善だけ

冷え症状と漢方薬

症状	漢方薬
冷え症の第一選択薬・手足の強い冷え・頭痛・腹痛	当帰四逆加呉茱萸生姜湯
下腹部の冷え・月経不順・手足のほてり・口唇乾燥感	温経湯《うんけいとう》
全身の冷え・倦怠感・下痢・めまい	真武湯
全身の冷え・胃痛・食欲不振・嘔気	人参湯
下半身の冷え・便秘・腰痛	五積散《ごしゃくさん》
むくみ・多汗・関節痛	防已黄耆湯《ぼういおうぎとう》
腰の冷え・めまい・立ちくらみ	苓姜朮甘湯《りょうきょうじゅつかんとう》
むくみ・頭重感・めまい・貧血	当帰芍薬散《とうきしゃくやくさん》
イライラ・便秘・肩こり・頭痛	加味逍遙散《かみしょうようさん》
冷えのぼせ・肩こり・月経痛	桂枝茯苓丸《けいしぶくりょうがん》
下肢の冷え・しびれ・夜間頻尿	八味地黄丸・牛車腎気丸《ごしゃじんきがん》

出典：「aromatopia」（No.127　2014）渡邊賀子

で、かなり症状は良くなるはずです。

ですが、それだけでは乗りきれないほど冷え症がひどい人には、漢方が強い味方になります。

冷え症には、西洋医学のホルモン補充療法などはほとんど効果がありません。冷え症という病態は、西洋医学的にはあまり問題にされませんし、その概念もありません。そういう意味では、日本的・東洋的な病態・症状です。

東洋医学において、冷え症は重要な位置をしめており、漢方による積極的な治療に取り組んでいます。漢方療法が、深刻な冷え症の治療に果たす役割は非常に大きいといえましょう。

漢方は、体質（証《しょう》）や症状を見極めて選ぶことが大切です。これを間違えるとかえって体調不良を招くこともあります。漢方専門のクリニックや漢方外来のある病院で処方してもらうと安心です。また、一般の婦人科や内科でも処方してもらえます。自分にあったかかりつけ医をみつけ、それぞれの症状にあった漢方薬を処方してもらいましょう。市販薬もありますが、薬局で購入する際には、漢方に詳しい薬剤師に相談して選んでもらうことをおすすめします。

その５――適切な睡眠が老化を防ぐ

「今朝は目の下にクマができて顔色もくすんで見えるわ。睡眠不足かしら」

このように、女性には朝いちばんの肌の状態を、睡眠不足のバロメーターにしているという人も多いのではないでしょうか。

その感覚は決して間違ってはいません。というのも、肌の新陳代謝は、夜眠っている間にもっとも活発になるからです。

「夜の11時から午前2時までは肌再生のゴールデンタイム。美肌のためにはこの時間に眠ることが大切」

女性なら一度はこのフレーズを耳にしたことがあると思います。これは、皮膚の細胞の新陳代謝を促す成長ホルモンの分泌が、眠りはじめの3時間にもっとも高まること、そして、一般的にこの時間帯に眠りにつく人が多いと考えられることから生まれた説です。

睡眠には、浅い眠りの「レム睡眠」と深い眠りの「ノンレム睡眠」とがあり、この二つがワンセットとなって約90分のサイクルで繰り返されています。

眠りにつくと、まず訪れるのが深い眠りのノンレム睡眠で、1時間ほど続きます。その後、レム睡眠が30分ほど続き、再びノンレム睡眠が1時間以上続きます。睡眠時間が長くなるほどレム睡眠の時間が増え、やがて目覚めます。

ノンレム睡眠の眠りの深さにはレベルがあり、最初のノンレム睡眠と、レム睡眠を経て二度目のノンレム睡眠が、もっとも深いレベルにまで到達します。この間は、心拍数や血圧も下がって代謝が落ち、全身がリラックスした状態になります。そうして体の活動が休止している間に、脳から成長ホルモンが大量に放出されます。

成長ホルモンはその名の通り、骨をつくる骨芽細胞に働きかけて子どもの身長をぐいぐい伸ばしたり、筋肉や脳、内臓、血管など全身の細胞の新陳代謝をコントロールして、成長を促すホルモンです。

前述の皮膚に対する効果としては、細胞の新陳代謝を促すことでターンオーバーの周期を維持して若々しく美しい肌をキープする効果に加え、ヒアルロン酸やコラーゲンなど美肌成分の生成を促して肌のハリを保ち、シワやたるみを防ぐ作用もあります。また、肌を細菌などから守っている免疫細胞も成長ホルモンによって睡眠中に増強されます。ですから、たっぷり眠った日と寝不足の日とでは肌の輝きが違っていたり、寝不足が続くとニキビや吹き出物などの肌トラブルが起きやすくなったりするのです。

こうした美肌効果以外にも、成長ホルモンには筋肉増強や脂肪燃焼、骨粗しょう症予防、つややかな髪を保つ、血糖値を維持して糖尿病を防ぐなど、さまざまな美容・健康効果のあることがわかっています。

さて、もう一方の浅い眠りのレム睡眠中には、ノンレム睡眠中に放出された成長ホルモンの働きによって、昼間の出来事を整理して必要なことを記憶したり、ストレスを緩和《かんわ》したりと、脳のメンテナンスが行われていると考えられています。つまり、**成長ホルモンには記憶力をアップしたり、脳の疲れをとることで昼間の集中力や認知能力を高めたりする効果もある**のです。

このように、成長ホルモンは、子どもに対しては成長促進効果を、大人に対してはアンチエイジング効果を発揮するわけで、私たちは眠っている間に全身まるごときれいに修復・再生されて、若返っているのです。

つまり、**眠りはじめの3時間の美肌のゴールデンタイム**は、そのまま全身の若返りのゴールデンタイムというわけです。

女性は眠りながらキレイになる

それでは、3時間だけ眠れば十分に若返ることができるのでしょうか。よく「3時間熟睡法」という短時間睡眠法について耳にすることがあります。まさに成長ホルモンの分泌される眠りはじめの3時間だけを効率よくとろうという発想でしょう。

確かに、成長ホルモンの分泌は、最初のノンレム睡眠の2サイクルがもっとも活発になります。それ以降は、眠りの深さが中程度のレベルまでしか達しなくなり、ノンレム睡眠の持続時間も短くなるため成長ホルモンの分泌量は低下していきます。ただし、この3時間は絶対に起きないよう、しっかりと眠ることが大切です。というのも、途中で眠りが妨《さまた》げられてしまうと、再び眠りについても成長ホルモンの分泌量はもとに戻らないからです。

このように、ノンレム睡眠だけが重要なら、3時間熟睡法は理《り》にかなっているといえるかもしれません。

ですが、前述したように、レム睡眠中には思考や感情などの整理が行われており、脳のメンテナンスという側面から考えると、後半のレム睡眠も大切です。

実際、睡眠の研究によって、ふだん7時間半眠っている人が、5時間しか眠らないと作業能力が15％落ちることがわかっています。それよりさらに睡眠時間が短くなれば、もっと能力ダウンしてしまうことは想像に難《かた》くありません。

また、**睡眠の後半になると、コルチゾールというホルモンが分泌されはじめます。**コルチゾールには体に蓄積されたブドウ糖や脂肪を分解して代謝を促進する働きがあります。睡眠中もさまざまな代謝活動が行われていてエネルギーが必要なため、エネルギーが不足してくる睡眠の後半になるとコルチゾールが分泌され、エネルギーを調達して朝の活動に備えるのです。つまり、**睡眠の前半には成長ホルモン、後半にはコルチゾールと、睡眠中はずっと代謝をアップして太りにくくするホルモンが出ているわけで、ある程度まとまった時間をしっかりと眠ることが、ダイエットにつながるのです。**

さらに、寝不足になると、食欲をコントロールする脳の視床下部の働きが衰えて、食欲を増進するグレリンの分泌が増え、逆に食欲を抑制するレプチンの分泌が低下します。し

眠りの構造と機能

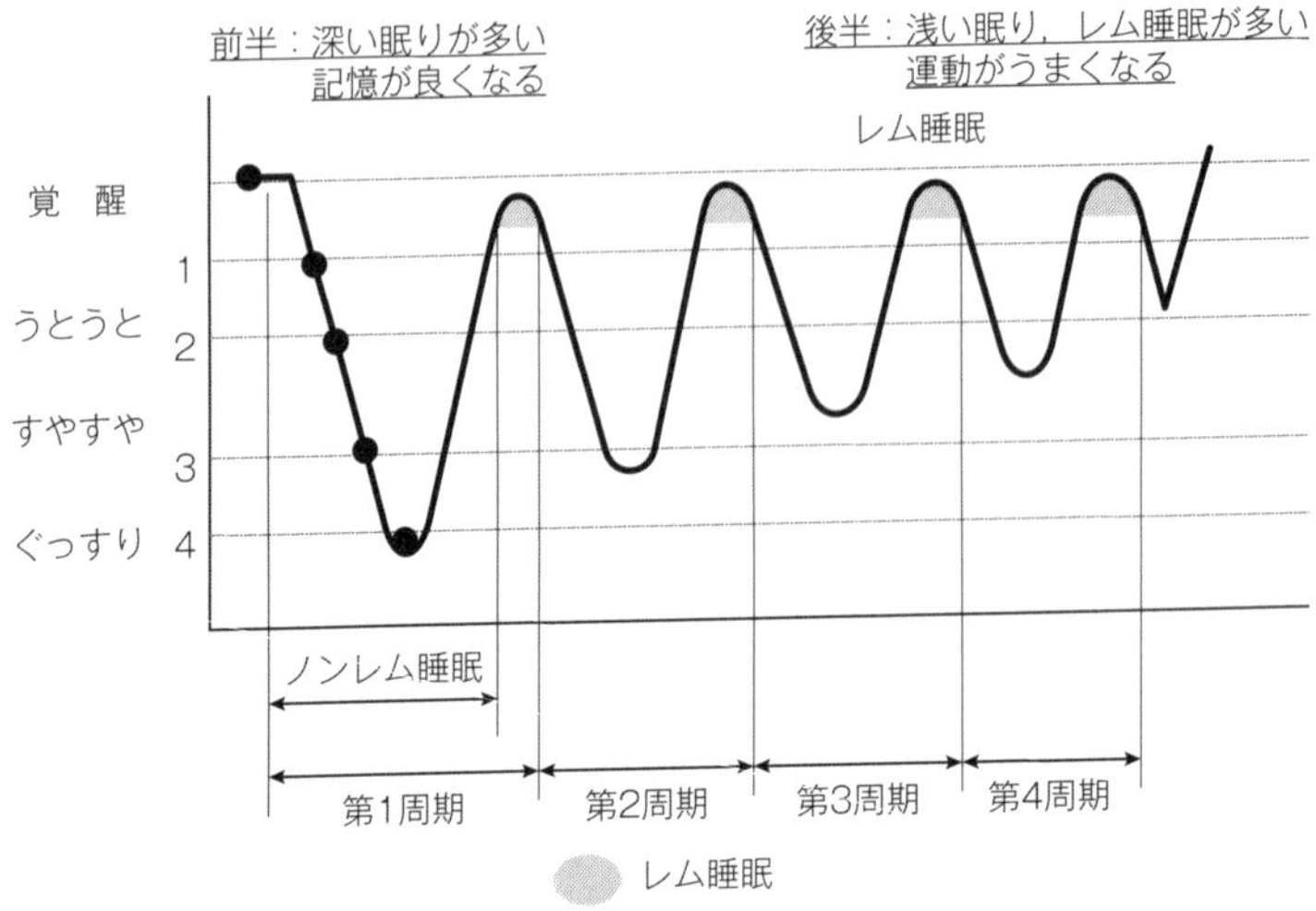

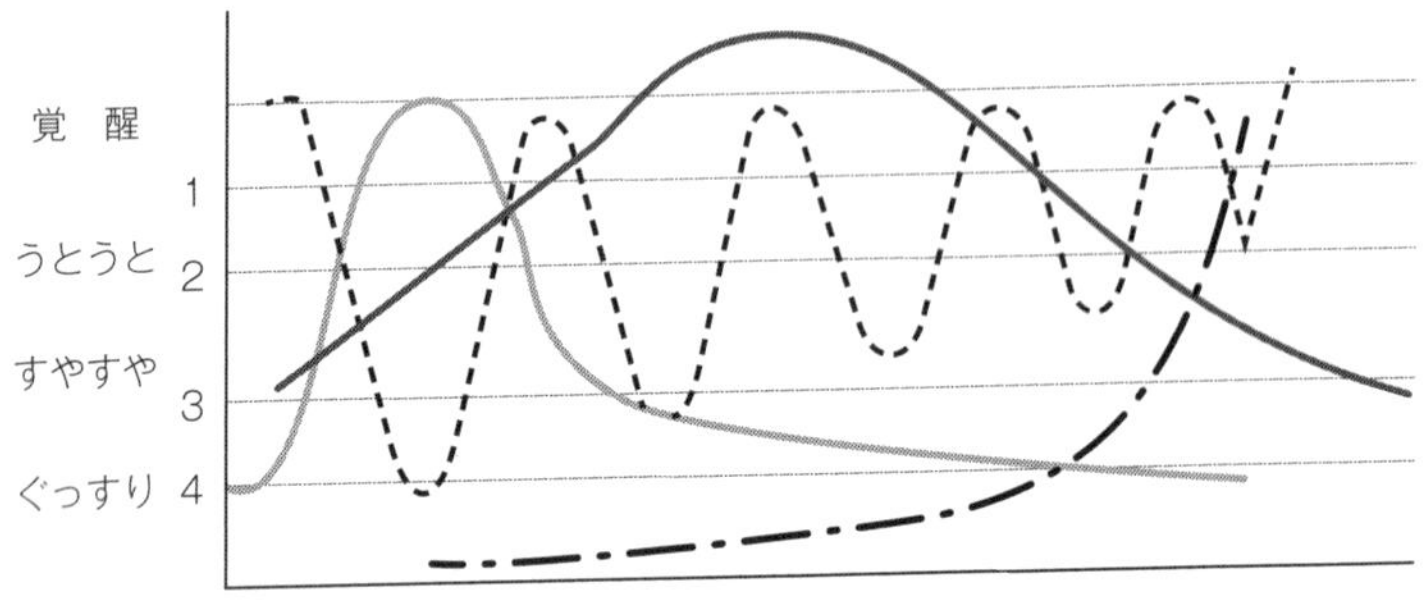

成長ホルモン：最初の深睡眠で大量に分泌（身体の修復）

メラトニン：暗くなると分泌（催眠，生体リズム調整，抗酸化作用ほか）

コルチゾール：起床時刻の少し前から分泌増加（覚醒の準備）

出典：林光緒、宮崎総一郎、松浦倫子著『快適な眠りのための睡眠習慣セルフチェックシート』（全日本病院出版会　2015）

かも、寝不足になると炭水化物に対する欲求が高まることもわかっています。

睡眠を削《けず》って徹夜で作業をしていると、それだけエネルギーを使っているのでやせそうなものですが、実は、代謝が低下して脂肪が燃焼しにくくなっているうえに、小腹がすいて甘いものやスナック菓子などをつまんでしまうため、かえって太りやすくなるのです。

また、寝不足によって脳が疲労すると、女性の美しさと健康に関わる女性ホルモンの分泌のバランスも乱れます。睡眠不足が続くと、月経周期や肌の状態が不安定になるのはそのためです。

このように、**女性は眠らないとキレイにも健康にもなれません。**

理想は7時間半睡眠

ココロとカラダの若返りのためには、どのくらい眠ればいいのでしょうか。

その人が日中100％の能力を発揮できる睡眠時間には個人差がありますが、さまざまな睡眠に関する調査の結果、現在では7時間半がベストだとされています。

たとえば、**平均睡眠時間と6年後の生存率に関するアメリカの調査では、もっとも生存率が高いのは、6時間半から7時間半寝ている人**だという結果が出ています。生存率が高いということは、それだけ老化のスピードが遅いということです。

また、この調査でおもしろいのは、それより睡眠時間の短い人は1・3倍、逆に長い人は1・4倍、それぞれ死亡率が高くなることがわかったことです。これは、寝不足はよくないが、そうかといって、長く寝ればいいというものでもないことを明示しています。「平日は睡眠不足だけど休日にお昼まで寝て、寝だめをしてるから大丈夫」という人がいますが、これなどいちばんよくない睡眠習慣といえそうです。自分は気づかなくても、体は確実に老化しています。

さあ、ここであなたに質問です。

あなたは理想的な7時間半睡眠をとれていますか?

答えは「ノー」という方も多いのではないでしょうか。

残念ながら、日本の女性は総じて睡眠不足のようです。2005年に行われた調査によると、日本人の平均睡眠時間は7時間22分と先進国のなかでもっとも短く、女性だけに限ると30代では平日7時間03分、40代では6時間43分とさらに短くなっています。

しかも、更年期になると不眠の症状があらわれ、ますます睡眠時間が短くなることがよくあります。不眠は更年期の五大症状の一つですが、それは女性ホルモンの分泌が急激に減少し、入眠作用のあるプロゲステロンの効果を得られなくなることが理由の一つと考えられています。

さらに年を重ねて高齢期になると、男女を問わず、眠りが中断しやすくなり、深いノンレム睡眠もあらわれにくくなります。夜中に何度も目が覚め、朝までぐっすり眠れることが少なくなってきます。

このように、睡眠時間も年齢とともに変化してきます。アンチエイジングに有効な睡眠は7時間半なのに、年をとると7時間半も続けて眠るのは難しくなってくる。

では、どうすればいいのでしょう。

ここで大事になってくるのが、睡眠の「質」です。現代人は、年齢を問わず、睡眠の量が足りないうえに、質も悪くなっています。これでは老化が進む一方です。

睡眠時間が多少短くても、しっかりと眠ることができれば、成長ホルモンなど若返り成分の恩恵を受けることができます。睡眠の質を上げることで、少しでも睡眠から得られる効果を増やしましょう。

快眠のカギを握る睡眠のメカニズム

それでは、睡眠の質を上げるには、どうすればいいのでしょうか。睡眠のメカニズムがわかると、自分なりの快眠法が見えてきます。

私たちの体には生まれ持った生体のリズムがあり、それをコントロールしているのが体内時計です。生体リズムには、心拍や呼吸のリズム、月経周期などがあり、体内時計には秒単位で刻《きざ》まれるものから、1年単位で刻まれるものまで、さまざまあるのです。

そのなかで、睡眠・覚醒のように約1日周期で刻まれるリズムを概日《がいじつ》リズムといいます。実は、地球の1日のリズムは24時間ですが、概日リズムは誰でも1日25時間にセットされています。ですから、リセットしないと毎日1時間ずつズレてしまい、夜型人間になったり、朝起きるのがつらくなったりするのです。このズレたリズムを唯一調整できるのが朝の太陽の光です。

朝、太陽の光が目から入ると、その光の刺激が視神経を介《かい》して脳の視床下部に伝わります。ここには体内時計の中枢があり、強い光の刺激を受けると、睡眠ホルモンと呼ばれるメラトニンの分泌を抑制します。

メラトニンは夜10時頃から分泌が増え、夜中にピークに達すると明け方まで分泌され続けます。そして、太陽の光を浴びると一気に抑制され、また夜になると増えはじめます。まるで夜活動して朝日とともに消えるドラキュラのようなホルモンです。このメラトニンのリズムに合わせて、メラトニンが活動する夜に寝て、メラトニンが抑制される昼間に活動するという生活を送ると、メラトニンが正常に働きます。すると、夜は寝て、朝になると起き、昼間は元気に活動するという睡眠・覚醒《かくせい》のリズムが整います。

もう一つ、睡眠・覚醒のリズムに大きく関わっているのが、体温です。体温も1日のうちに一定のリズムで上がったり、下がったりしています。1日の中で体の中枢温がいちばん上がるのは夜の7時です。そこから徐々に下がりはじめ、9時を過ぎるとどんどん下がり、朝の4時頃にもっとも低くなります。

その後、ゆっくりと上がりはじめ太陽が昇る頃になると急激に上昇、正午に2番目の高さに達すると、午後3時頃に一旦下がり、再び夜7時のピークに向かって上昇します。お昼ご飯のあとに眠くなったり、徹夜をしていても深夜の3時半頃になると睡魔に襲われたりするのは、体温が下がってくる時間帯だからです。体温のリズムもメラトニンと同じ体内時計によって調整されています。

このように、体内時計は朝日の助けを借りながらメラトニンや体温の波を使って毎日「夜寝て・朝起きる」という24時間の生体リズムをつくりだしています。したがって、夜勤などで昼夜逆転した生活を送る人は、体内時計がリセットされないため、睡眠・覚醒のリズムが狂って、「なかなか寝つけない」「睡眠時間は足りているはずなのに体がだるくて疲れがとれない」「起きてもしばらくぼーっとしている」という睡眠障害の症状が出てくるのです。

さらにもう一つ、夜ぐっすり眠れるかどうかに関係する要素があります。

就寝・起床の時間にかかわらず、昼間どれだけ起きて、活動して、疲れたかという「疲労度」です。起きたときは元気いっぱいでも、活動することで寝ている間に蓄えていたエネルギーはどんどん消費されます。また、活動すると乳酸などの疲労物質が発生し蓄積されていきます。そうして、疲労がピークに達したときに、体を維持するエネルギーがなくなって、倒れるように眠くなる。このときが寝る最高のタイミングということです。

このように、昼間の疲労度と、体内時計の「寝る時間ですよ」という指令。この二つがうまく合わさると、眠りと目覚めのメリハリがついて、夜ぐっすりと気持ちよく眠れ、朝はすっきりと爽やかな気分で起きることができます。

自分の快眠法を見つけよう

眠りの質の決め手となるのは、寝て・起きてという「睡眠のリズム」と「疲労度」だとわかりました。

この二つのポイントを踏まえて、快眠法につながるヒントをご紹介します。自分の生活を見直しながら、自分に合う方法、必要と思う方法を試してみてください。

快眠法１　朝は決まった時間に起きる

まず、「朝起きて、夜眠る」という睡眠・覚醒の概日リズムを整えることです。

ポイントは、夜寝る時間より、朝起きる時間を意識することです。夜十分に眠れていなくても、朝はとにかく決まった時間に起きて朝日をきちんと浴びましょう。昼間は寝不足でつらいと感じるかもしれませんが、それは疲労感となって、その日の夜の深い眠りにつながります。そこでぐっすり眠れば、翌朝はすっきりと目覚めることができます。

これは休日も同様です。金曜の夜に夜更かしをしても土曜の朝はいつもの時間に起きて朝日を浴び、その分、夜に早く寝る。そうすると一週間のスタートである月曜の朝をさわやかに迎えることができます。

快眠法2　夕方に適度な運動をする

「運動をした日はぐっすりと眠れた」
このような経験をお持ちの方は多いと思います。
実際に、運動と睡眠の関係を調べた研究によって、日常的に運動をしている人は運動の習慣のない人に比べて、ノンレム睡眠が多くあらわれることがわかっています。つまり、運動をすると睡眠の質が上がるのです。また、運動をすると、それだけ昼間の疲労度も上がります。

運動で睡眠の質を上げるにはちょっとしたコツがあります。

先ほど述べたように、体温が下がると眠くなります。そこで、体温が下がりはじめる前に運動をしてできるだけ体温を上げておくのです。ですから、午前中では意味がありませんし、そうかといって、夜遅く運動をすると体温がなかなか下がらず、寝つきが悪くなってしまいます。ベストタイミングは、夕方から一日の中でもっとも体温の高くなる夜7時を過ぎる頃までの間です。

また、筋肉痛を伴うような激し過ぎるは運動はよくありません。さらに、一部の筋肉だけを使うものより全身運動の方が有効なこともわかっています。おすすめは、30分ほどかけて心拍数がゆっくりと上がっていくようなウォーキングや軽いジョギングです。

そして、続けること。睡眠の質を上げるには、たまに運動をしても効果がありません。週に1回程度でもいいので運動を習慣にすることが大切です。

運動にはストレス発散や気分転換の効果もあります。その点からも、夕方以降に適度な運動をしていい汗をかき、心身ともにリフレッシュさせれば、気持ちよく眠りにつけるでしょう。

快眠法3　入浴

繰り返しになりますが、夜7時にピークになった体温は、そこからグングン下がっていきます。その高いところから低いところへと急激に下がっていく体温の波に乗って、一気

に深い眠りへと入っていきます。したがって、寝る前後の体温の落差が大きいほど、入眠しやすくなります。寝る前に体温を上げるには入浴も有効です。

運動と同じように、入浴で睡眠の質を上げるにはコツがあります。ポイントは入るタイミングと湯温です。

「見た目が若くなる九つの方法その4――冷えを生活改善と漢方で予防」でご説明したように、体の中からしっかり温めて、なおかつ心身をリラックスさせるには、38～40度のぬるめのお湯にゆっくりとつかることです。寝るときはリラックスモードの副交感神経のスイッチがオンになるので、その点からも、夜はぬるめのお風呂が最適です。

入浴のタイミングですが、寝る直前に入ると、中枢温が下がるのに時間がかかるため、かえって寝つきが悪くなってしまいます。**だいたい寝る1時間半から2時間ぐらい前に入るといいでしょう。**

快眠法4　寝具を見直す

寝具などベッドまわりの環境も大切です。寝室は温度や湿度に気をつけ、快適な環境を整えましょう。室温が高すぎると体温も下がりにくいので、夏はエアコンや扇風機を使って、室内の温度を上手にコントロールしてください。

体をあずけるマットや枕は、睡眠の質に影響を与えます。朝起きるといつも首がこっているとか、腰が痛いという人は、枕の高さやマットのかたさがあっていないのかもしれません。最近は寝具の開発も進んでいます。**人生の3分の1はベッドの上で過ごすのですから**、これを機に寝具を見直してみるのもいいでしょう。

快眠法5　寝る前はスマホやパソコンの電源をオフにする

現代人に不眠に悩む人が増えている理由として、寝る直前までパソコンやスマホを使い、強い光を浴びていることがあげられています。夜に強い光を浴びると、脳が覚醒して寝つきが悪くなってしまいます。

メラトニンの分泌が始まる夜10時以降は、パソコンやスマホ、テレビは控え、部屋の照明も暗くするなどして、なるべく強い光を浴びないようにすることが大事です。

寝るときは明かりをすべて消すか、部屋が真っ暗だと怖いとかトイレに起きるときに危ないと感じる人は、小さな明かりを残し、アイマスクを利用するといいでしょう。

快眠法6　自分なりのストレス解消法を見つける

なにか悩みごとがあると、それが気になって、眠れなくなることがあります。

睡眠のリズムをコントロールしている体内時計は、脳の視床下部にありますが、ここは、ストレスを感知する中枢でもあります。したがって、ストレスがかかると、睡眠のリズムが乱れ、睡眠のリズムが崩れるとストレスに弱くなるという相関関係にあるのです。

不眠の原因がストレスにあるときは、睡眠環境を整えるだけでなく、ストレスと向き合い、その解消法を探すことも大切です。

まず、大事なことは、自分がストレスに襲《おそ》われていることを自覚することです。ストレスを無視していると、それだけ対応が遅れてしまいます。

そのうえで、問題を前向きにとらえることです。たとえば、仕事で何かミスをして、そのことをクヨクヨと考えるより、「これで同じ失敗はしないから次は思い切って取り組める」と前向きな発想ができれば、気持ちを切り替えて、また一歩を踏み出すことができます。

家族や友人にその日あった嫌なことを聞いてもらうのも、いい方法です。「グチは良くない」という人もいますが、そんなことはありません。だれかに話すとそれだけで気がラクになったり、話しているうちに大したことではないように思えてきたりするものです。

なにか打ち込めることを持つことも大事です。運動でもカラオケでもなんでもいいのです。それをしている間は集中してほかのことを考えないですむような趣味があると、気分転換に非常に役立ちます。いっときでも悩みを忘れることは、大きなストレス緩和《かんわ》になります。

そして、休息すること。大きなストレスがかかって気持ちが疲れているときは、休息をとって体を休ませましょう。眠れなくてもいいのです。「眠ろう、眠ろう」と思うと、緊張してますます眠れなくなってしまいます。頭は緊張していても、ゆったりと過ごして体がほぐれてくれれば、いつの間にかまた自然に眠くなってきます。心身一体といいますが、そうして体にエネルギーが蓄えられると、「よし、また頑張ろう」という前向きな気持ちが自然と湧《わ》いてきます。

その6――「エクオール」で更年期の症状が改善される

美容や健康のために何かしらサプリメントを飲んでいるという女性は多いと思います。

もしもあなたが、

「種類がありすぎて、どれを選んでいいのかわからない」

「いろいろ飲んでいてお金がかかるから、本当に必要なものだけに減らしたい」

「飲んでいるサプリメントの効果がよくわからない」

このように感じていらっしゃるのなら、「エクオール」をおすすめします。

「エクオールって何？　聞いたことがないわ」

このような疑問をお持ちの方も多いと思いますが、エクオールは知らなくても、「大豆イソフラボン」のことはおそらくご存知でしょう。

イソフラボンは、たんぱく質・糖質・脂質・ビタミン・ミネラル・食物繊維に続く第7の栄養素といわれる「ファイトケミカル」の一種です。体内で女性ホルモンのエストロゲンとよく似た働きをすることから、女性のキレイと若々しさを保つのに役立つ成分といわれてきました。

ここでエストロゲンについて簡単におさらいしておきましょう。

第1章で、女性はエストロゲンによってさまざまな病気や症状から守られており、減少すると、全身にいろいろな不調が出るといいました。エストロゲンの分泌のピークは20代、30代で、45歳を過ぎると急激に減少してきます。とくに閉経後の3年間は大きく減少するため、閉経を迎える50歳前後の10年間のいわゆる更年期には、さまざまな障害が起こります。

「のぼせ・ほてり・発汗・抑うつ・不眠」は更年期の代表的な五大症状です。なかでも、抑うつ・不眠は生活の質を低下させるため深刻です。また、女性の健康長寿のカギを握る骨へのダメージも大きくなります。エストロゲンが足りなくなると骨の新陳代謝のバランスが崩れて、骨密度の低下が進みます。その結果、骨粗しょう症を発症しやすくなります。

見た目に与える影響も見逃せません。エストロゲンの減少は、肌の弾力を維持しているコラーゲンを減少させ、シワやたるみなど皮膚の状態にも悪影響を与えます。また、骨の主成分もコラーゲンであり、エストロゲンが減少することで、骨も劣化してきます。すると、顔の土台の骨がやせることでそれを覆う皮膚がたるみ、さらに皮膚自体も衰えることで、よりいっそうシワやたるみが増えることになります。

更年期以降もキレイと健《すこ》やかさを保ち続けるには、エストロゲンを意識したケアが必要です。大豆イソフラボンは、こうしたエストロゲン不足から起こるさまざまな更年期の症状から女性を守る成分として大いに期待されてきたのです。

ところが、近年の研究によって、大豆イソフラボンの効果を得られる人とそうでない人とがいることが明らかになったのです。

美しさや若々しさの違いはエクオールをつくる力があるかどうか

大豆イソフラボンは、腸内細菌によってお腹の中でエクオールという物質に変化します。このエクオールこそが、エストロゲンと同じような働きをして女性のキレイと健康をサポートするパワーの源《みなもと》。**エクオールをつくる力がなければ、大豆イソフラボンをとっても意味がありません。**ところが、だれもがエクオールをつくる腸内細菌を持っているわけではありません。エクオールを産生できる菌を持つのは、日本女性の約50％といわれます。

つまり、２人に１人は大豆イソフラボンをとってもエクオールをつくることができず、その恩恵を受けられないのです。

「大豆イソフラボンのサプリメントをとっているのに、効き目をちっとも実感できない」

エクオールができるには代謝できる腸内細菌が必要

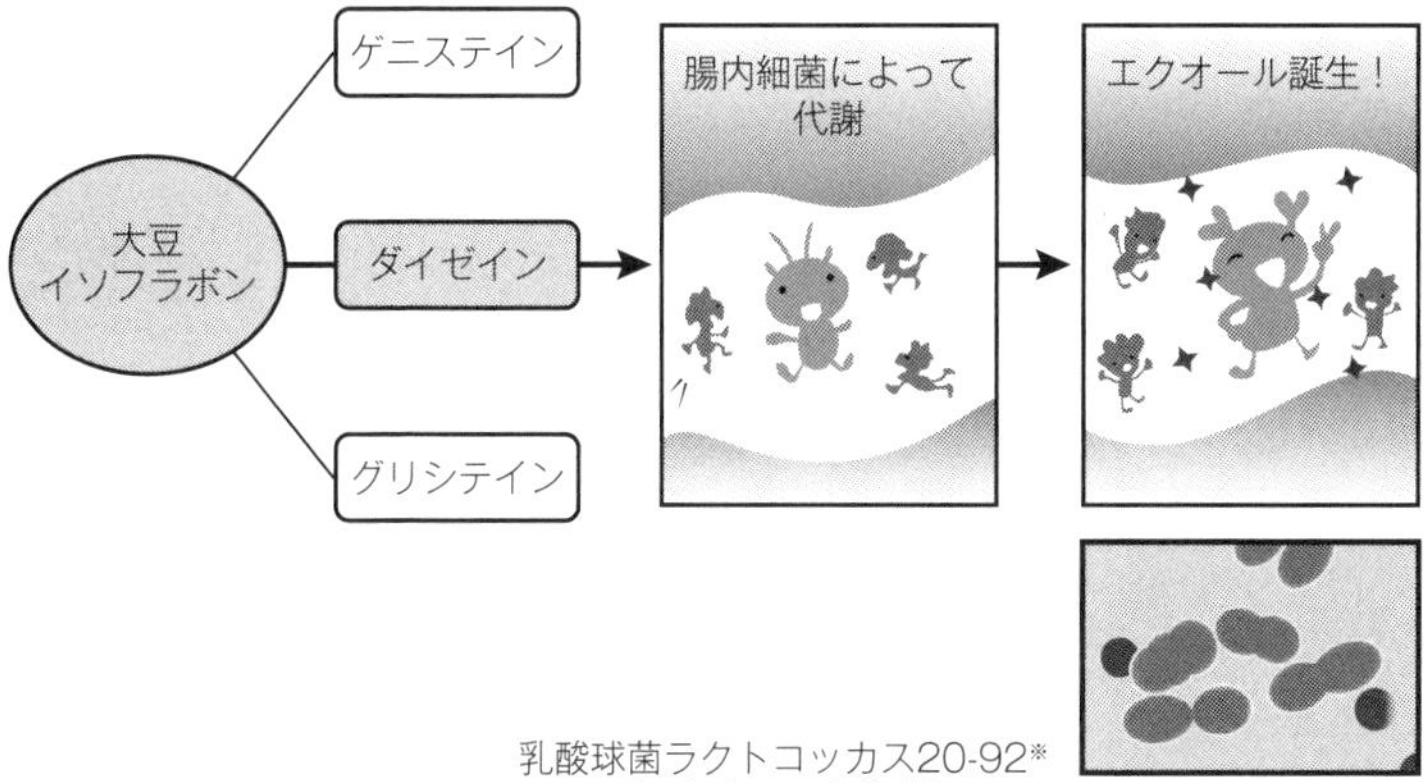

※ 産生菌は15種類程発見されているが、食品として利用可能な乳酸菌はラクトコッカス20-92
出典：大塚製薬

各国でのエクオール産生者の頻度

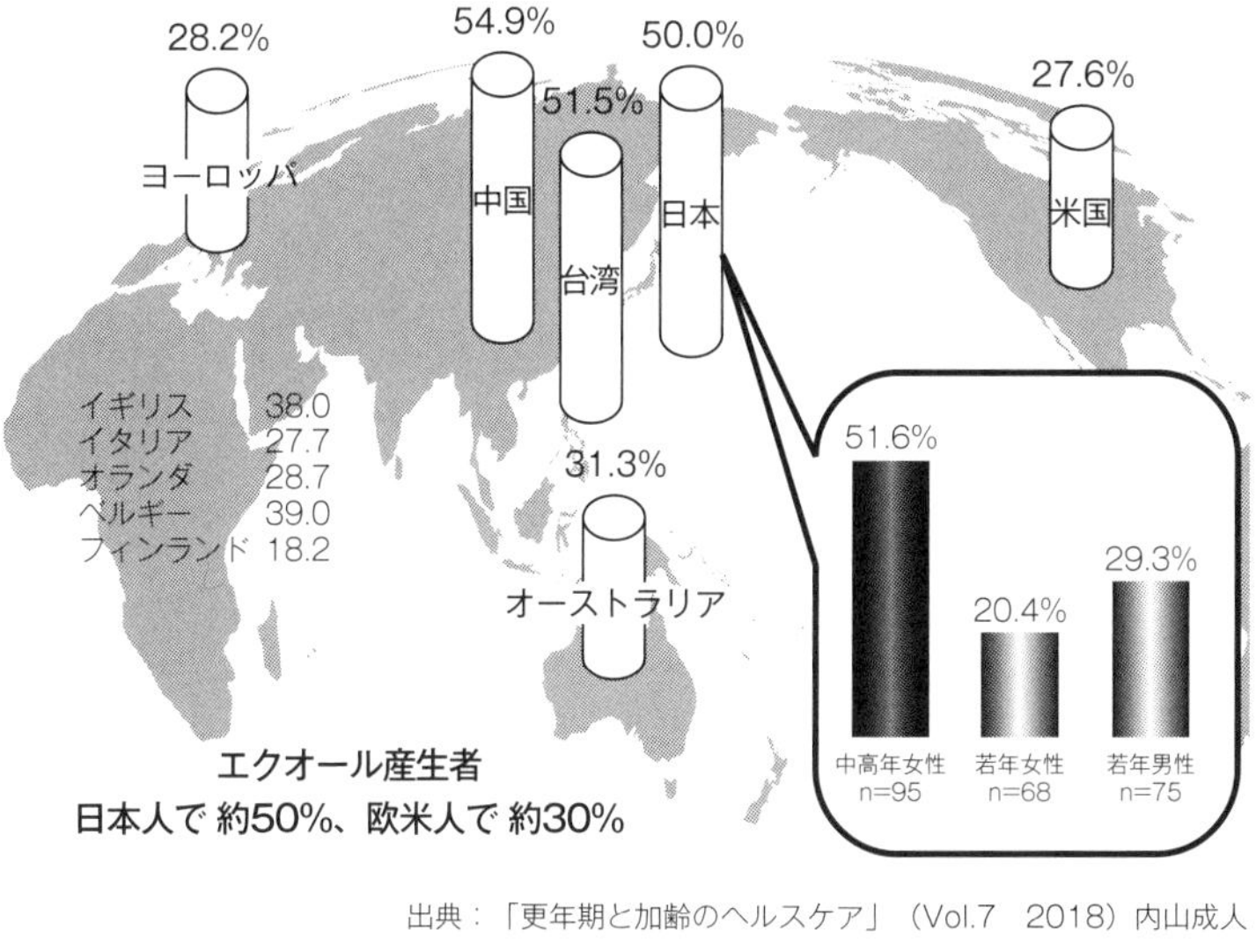

出典：「更年期と加齢のヘルスケア」（Vol.7　2018）内山成人

という人は、おそらくエクオールをつくることができないのです。エクオールをつくれるかどうかは「ソイチェック」といって尿検査で知ることができます。インターネットで購入できる簡易な検査キットもありますので、気になる人は一度調べてみるといいでしょう。

また、エクオールをつくる菌を持っている人も、大豆の摂取量が少ないと菌の出番も少なく、だんだんとその働きが鈍くなり、菌の数自体も減ってしまいます。食生活の欧米化が進んでいる日本では大豆の摂取量が減っており、**若い世代ほど菌を持っていない人の割合が多くなっています。**

では、どうすればいいのでしょう。有効な対策としてあげられるのは、まず、大豆製品を積極的にとり、腸内細菌を活性化させることです。エクオール産生菌を持っていても、腸内環境によって産生できたりできなかったりするので、腸内環境を整えることが大事です。しかし、もともとエクオール産生菌を持っていない人が腸内環境を改善して、果たして、エクオール産生菌ができるかどうかはまだはっきりしていません。

そこで、もう一つの方法として、にわかに脚光を浴びているのが、エクオールを含むサプリメントをとることです。直接エクオールをとると、体内で女性ホルモンに似た作用を発揮することがわかっています。エストロゲンの減少した体内で、エクオールがエストロ

エクオールが推奨される女性

□ホルモン補充療法や漢方療法に抵抗のある女性

⇒　まずエクオールから始めてみる

□ホルモン補充療法の禁忌・慎重投与症例の一部

□ホルモン補充療法を終了する、あるいは終了後の女性

□ホットフラッシュや肩こりなど更年期症状のある女性

□アンチエイジングに関心の高い女性
骨の健康、お肌のシワ、メタボ対策、心の揺らぎ、認知症、
寝たきり、死亡リスクなど

一般女性とPMS外来患者のエクオール産生率の比較

月経前症候群／月経前不快気分障害治療をしていない一般女性98名と
治療中の患者46名に前日大豆負荷をし、エクオール産生能を調べた。

統計：Fisher直接確率

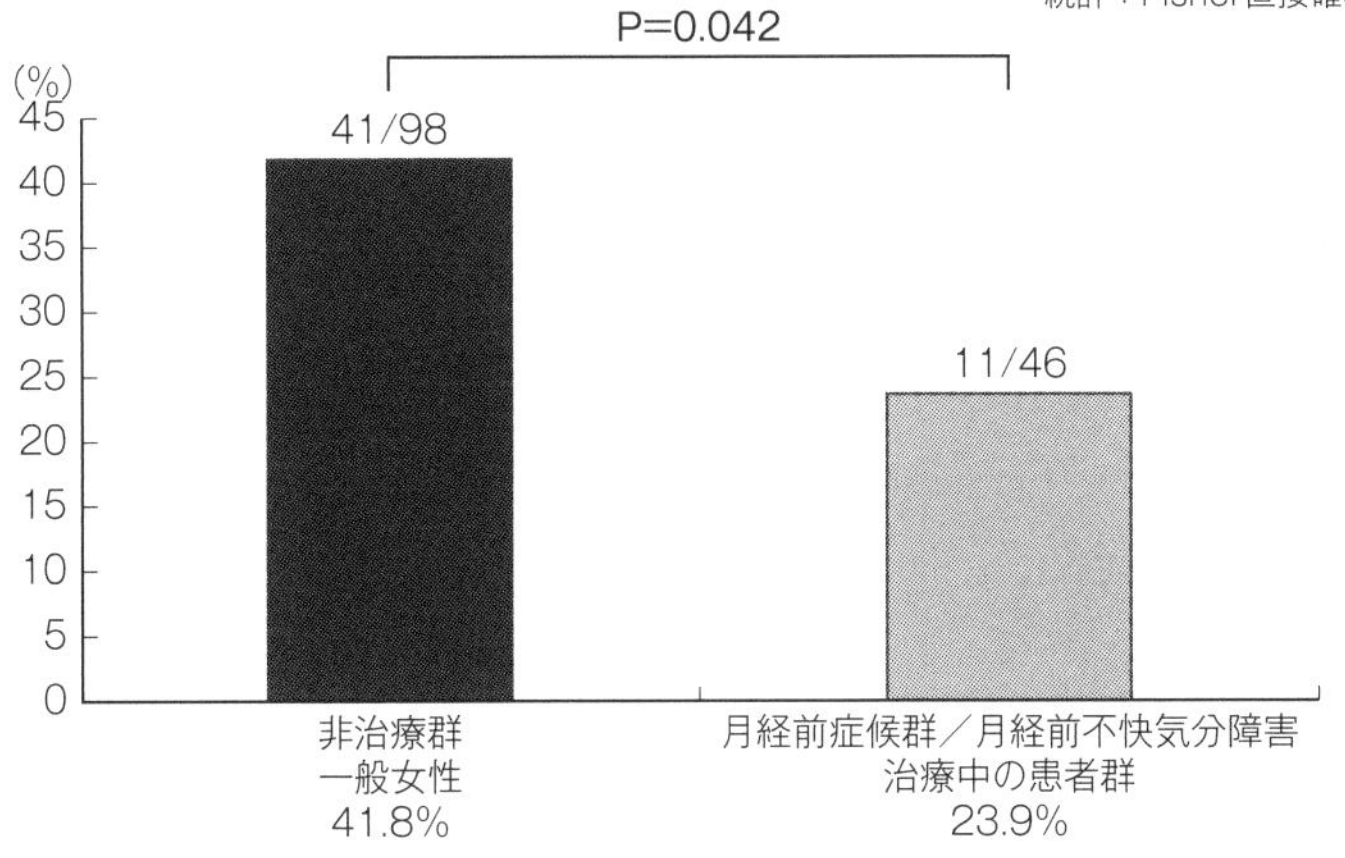

出典：T. Takeda et al., Journal of Obstetrics and Gynaecology Research42: 1575-80, 2016

ゲンの受容体に入りこみ、エストロゲンの代わりに働くのです。

エクオールを日常的に摂取することで、ほてりや肩こりなど更年期の症状や障害が半分くらいに減少します。また、悪玉コレステロールや体脂肪率、動脈硬化や糖尿病のリスクが低下することでメタボリックシンドロームを予防する効果もあります。

さらに、シワの面積を小さくしシワの溝《みぞ》も浅くしてシワを改善する効果、骨密度の低下を抑制して骨粗しょう症を予防・改善する効果、強い抗酸化作用によるシミ改善や美白効果、認知症を防ぐ効果など、たくさんの作用が報告されています。

エクオールの実力はこれだけではありません。**エクオールが本当にすごいのは、エストロゲンと同じような作用をすると同時に、過剰《かじょう》なエストロゲンの働きを抑える作用も併せ持っていることです。**エストロゲンは乳房にある乳腺という器官に影響を与えて乳がんのリクスを高めるとされます。エクオールは乳腺などにおける過剰なエストロゲンを抑え、乳がんのリスクを下げる可能性があるのです。また、月経前症候群や月経不順に対する効果も報告されています。

さらに、前立腺がんや脱毛など男性特有の症状や病気に対する効果も期待されています。

前立腺がんや脱毛は、男性ホルモンのアンドロゲンの過剰な作用が影響していますが、エクオールには、一部の男性ホルモンと結合して無力化する作用があるのです。

このように、エクオールは更年期以降の女性に限らず、若い女性や男性にも健康効果をもたらします。エクオールはもともと食べものの成分ですから、副作用の心配がなく安全性も高いといわれています。

エクオールは、世界一の長寿大国となった日本において、男女を問わず、だれもがいつまでも元気でいきいきと健《すこ》やかに暮らすための切り札になる、そういってもいいかもしれません。

その７――「ビタミンＤ」は認知機能を改善し、足腰を強くする

女性の美しさと健やかさをサポートする優秀な成分として、エクオールのお話をしました。実はもう一つ重要な成分があります。脂溶性のビタミンＤです。

近年、ビタミンＤは、ヘルスケアのカギとして注目を浴びています。医療の世界でもビタミンＤの重要性が見直され、平成28年から血中のビタミンＤ濃度を測定する検査が保険適用になりました。

もともとビタミンＤは、骨の主成分であるカルシウムの働きを助けるさまざまな作用が

ビタミンD欠乏と骨折リスク

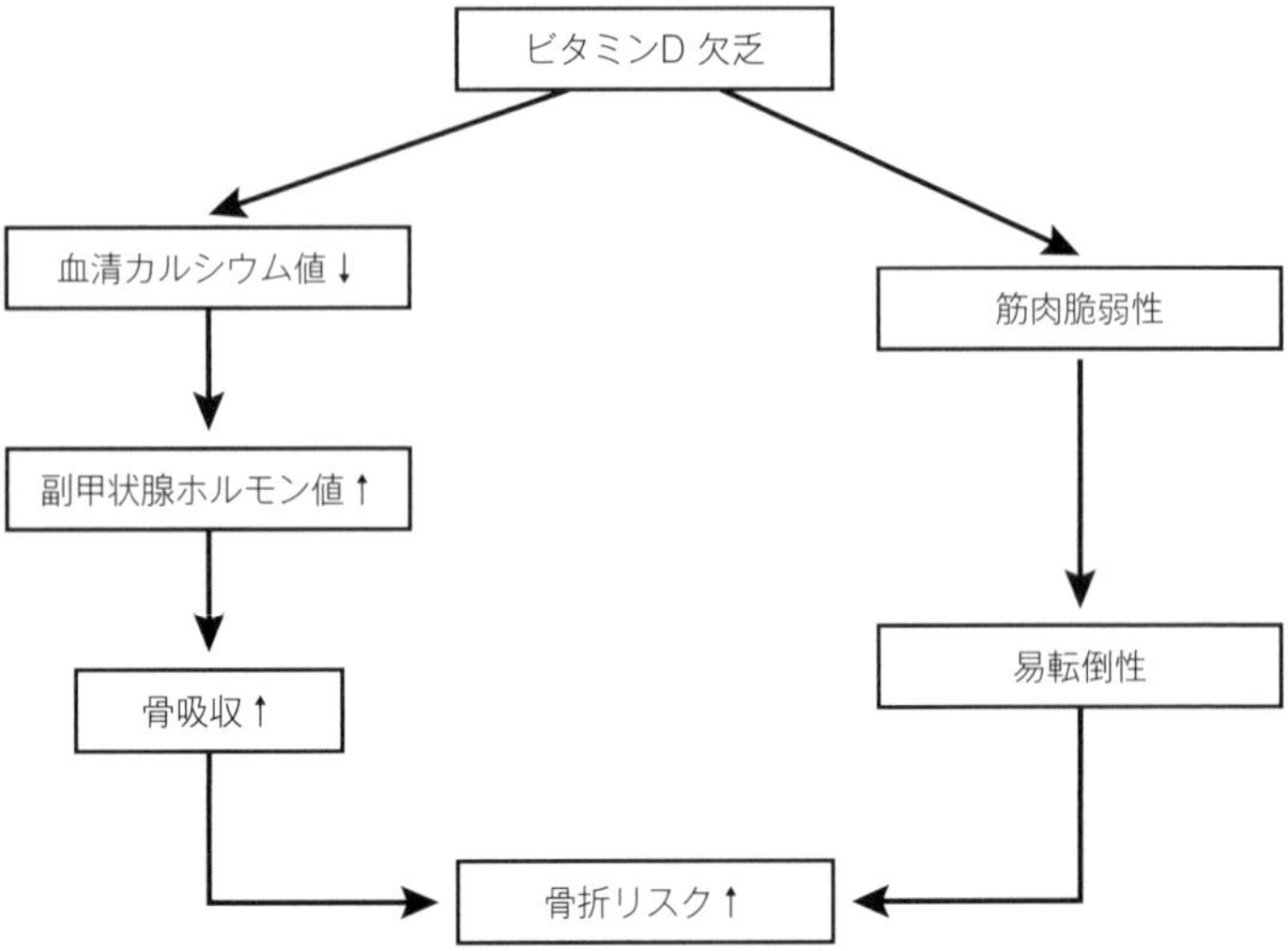

あることから、「骨のビタミン」として知られてきました。女性は45歳前後、男性は60歳前後ぐらいになると、小腸でのカルシウムの吸収率が低下してきます。ビタミンDはこれを食い止め、小腸でのカルシウムの吸収を高める働きがあります。また、カルシウムが骨に沈着するのを助けたり、血液や筋肉など体内のカルシウムのバランスを整えて骨からカルシウムが流出するのを防ぐなど、骨を丈夫にする作用もあります。

ビタミンDが不足すると、骨が軟化してもろくなり、小児なら「くる病」を、成人なら「骨軟化症」や「骨粗しょう症」を引き起こします。

このように、ビタミンDは骨の老化予防に

高齢者における血中ビタミンD値と脆弱性

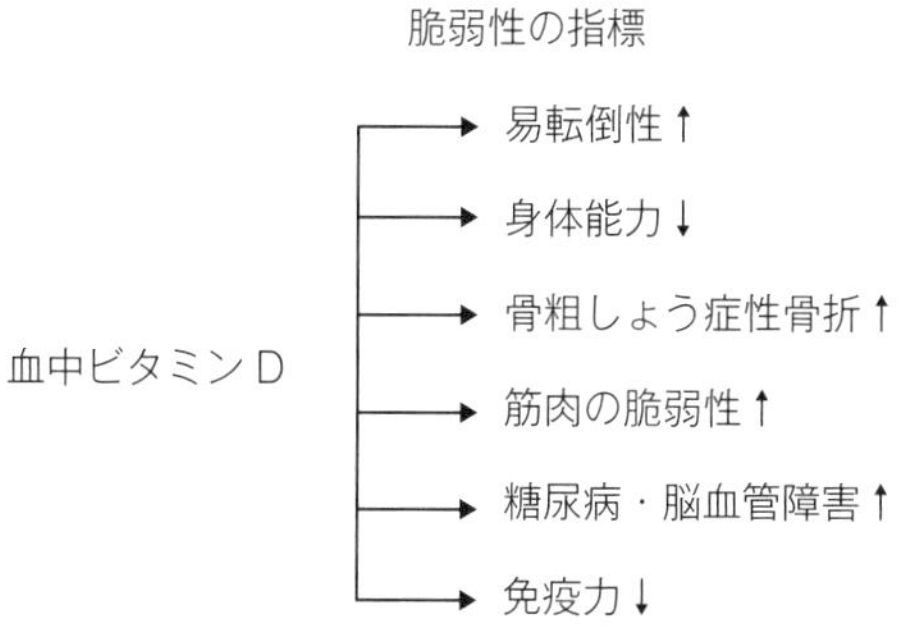

高齢者における血中ビタミンDの低値は全身的な脆弱性から
ADL・QOLの低下のみならず、生命予後をも脅かす

出典：Vissor M et al Am J Clin Nutr 2006

欠かせない成分ですが、さまざまな研究によって、血管や脳、心臓、皮膚、筋肉、乳房など全身のいろいろな受容体に働きかけ、体内のさまざまな生理機能に関わっていることがわかってきたのです。他のビタミンとは違って、ホルモンのような働きをするわけです。

もう少し詳しくご説明しましょう。

全身の細胞は、加齢や体内で生じるAGEなどさまざまな有害物質によって傷つけられることで、徐々に機能が低下していきます。ビタミンDは、そういう傷ついた細胞の新陳代謝を促して修復する能力があり、全身的な機能低下を防ぐことができるのです。

とくに注目されているのが、筋肉や脳の機能に対する作用です。

筋肉には、ふだん使われる遅筋と、瞬発的に大きな力を出す速筋との２種類があります。「筋肉は年をとっても鍛えられる」といいますが、それは遅筋のことで、速筋は加齢とともに線維が減り、鍛えづらくなります。つまり、年をとると速筋が減り遅筋ばかりが増え、若い頃とは筋肉の性質が変わってくるのです。年をとると転倒しやすくなるのは、速筋の機能が落ちたために、つまずいたときにとっさに足を出して踏みとどまることができないためです。**ビタミンDには、速筋の線維を増やす作用があり、体のキレをよくして転倒のリスクから身を守ります。**

また、骨粗しょう症を発症すると運動不足から筋力が落ちてきますが、ビタミンDを投与すると半年後に筋肉量がアップしたという研究報告や、筋肉低下からバランス感覚が悪くなっていたのが、ビタミンD投与によって改善したというデータもあります。このことから、加齢によって全身の筋肉量が低下して身体機能が低下する「サルコペニア」を予防する効果も期待できます。

もう一つ見逃せないのが、脳への作用です。ビタミンDは、脳の神経細胞を酸化ストレスから守ることで、**脳の老化や認知機能の低下、うつ病などを防ぐ可能性があることもわかってきました。**日本は世界でも例のない超高齢社会に突入したことで、認知症の問題が深刻化しています。ビタミンDを不足させないことは、健康寿命を延ばすうえで不可欠であり、長寿大国ニッポンの未来にとって非常に重要なことといえるでしょう。

この他にも、ビタミンDには、細胞の成長を助けて免疫力を強化し、インフルエンザなどの感染を予防する効果や、血糖を改善して糖尿病のリスクを低減させる効果も報告されています。血糖改善効果があるということは、老化物質AGEの産生を防ぐ効果も期待できるということです。

がんに対する効果も報告されています。ビタミンDを大量投与することでがん細胞を死滅させ、前がんや白血病の発症を減らしたり、大腸がん、乳がん、消化器系のがんの死亡率を低下させることができるというのです。

このように、ビタミンDには、さまざまなアンチエイジング効果があり、もっとも重要視しなくてはいけない栄養素の一つです。

現代女性は慢性的なビタミンD不足

脂溶性のビタミンは、取り過ぎると体内に蓄積され、食欲不振や嘔吐《おうと》など過剰症を引き起こすとよくいわれます。しかし、ビタミンDは、ほかのビタミンの3倍量を摂取しても安全で、健康維持のためには25～50μgぐらい摂取することが望ましいとされます。ところが、30代女性は５・２μg、80代女性は８・５μgしかとれていないなど、**日本人の多くは慢性的なビタミンD不足に陥《おちい》っています。**

　このようにビタミンDが不足しやすい原因は、その獲得ルートにあります。ビタミンDをとるには、二つの方法があります。一つは、食べ物から摂取する方法、もう一つは日光を浴びて紫外線によって皮膚でつくる方法です。

　実は、ビタミンDの必要量の８割は皮膚でつくられています。ところが、近年、美白願**望や、紫外線による光老化や皮膚がん発症の恐れなどから、紫外線を極端に避ける人が増えており、ビタミンD不足を招く大きな要因の一つになっています。**ちなみに、寒い季節になるとうつ病を発症する人が増えますが、冬場は日照時間が短く体内のビタミンD合成量が減ることが関係していることがわかっています。

　前の項目でもお話をしたように（P66参照）、強い日差しを長時間浴び続けるのはよくありません。ですが、ビタミンDがヘルスケアのカギであることを考えると、紫外線をまったく浴びないというのも考えものです。紫外線による皮膚がんのリスクに関していえば、オーストラリアやニュージーランドに比べると日本の皮膚がんの罹《り》患《かん》率は１００分の１ぐ

ビタミンDを多く含む食品

食品	一回使用量(g)	ビタミンD(μg)	IU(国際単位)
キクラゲ	1	4.4	176
サケ	60	19.2	768
ウナギの蒲焼き	100	19.0	760
サンマ	60	11.4	456
ヒラメ	60	10.8	432
イサキ	60	9.0	360
タチウオ	60	8.4	336
カレイ	60	7.8	312
メカジキ	60	6.6	264
なまり節	30	6.3	252

VDの摂取の基本は食事からで,食品としてVDを多く含むものは「魚類（VD3）」と「きのこ類（VD2）」である（主体は魚類）

出典：『五訂増補日本食品標準成分表』（文部科学省）

らいと、さほど高くはありません。

紫外線によるダメージは肌色と関係があり、白人に比べると肌色の濃い日本人は皮膚がんになりにくいのです。夏に直射日光を30分浴びると17・5～20μgのビタミンDが体内で合成されます。紫外線を浴びて日焼けがはじまるまで20分かかるといわれますから、ギリギリ20分浴びるだけでもかなり補《おぎな》うことができます。

残りの必要量は食べものから摂取することになりますが、ここにも落とし穴があります。ビタミンDは脂溶性ですから、脂《あぶら》の多いサケやマス、ウナギ、サンマ、イワシ、シラス干しなどに豊富に含まれます。また、太陽の日差しをたっぷり浴びた干ししいたけやキクラゲにも多く含まれています。

これまで日本人は1日の摂取量の91%を魚からとっていました。ところが、食生活の欧米化などによって、日本人の魚介類の消費量は3年ほど前から肉類に逆転されています。残念ながらビタミンDは肉類にはさほど多くありません。貝類、豆類、穀類、イモ類、野菜、海藻、果物にいたっては、ほとんど含まれていません。

また、**干ししいたけやキクラゲ**も、天日干しが減り機械乾燥させたものが主流になっていますが、**機械乾燥させたものにはビタミンDは含まれていません。**機械乾燥されたものは、使用する前に30分ほど天日にさらしビタミンDをつくってから調理することをおすすめします。

このように、ビタミンDは含まれている食品と含まれていない食品がはっきり分かれています。ビタミンDが豊富に含まれる魚類やキノコ類を、意識して食卓にあげるよう心がけることが大切ですが、食事から必要量をすべてまかなうことは厳しいでしょう。まして、紫外線にも十分に当たれないとなると、老化を防ぐほどのビタミンDを確保するのは難しいといわざるをえません。

そこで**おすすめするのが、足りない分をサプリメントで補うことです。**ノルウェーやアメリカなど欧米諸国においては、昔からビタミンＤの主な摂取源はサプリメントです。牛乳などビタミンＤが強化された食品もたくさんあります。

健康や美容のためにビタミンＣやＥなどを摂取している人もいらっしゃると思いますが、**何かビタミン剤をとるならビタミンＤをおすすめします。**

ビタミンＤとエクオール（Ｐ１１４〜Ｐ１２１参照）をあわせて補うことで、体の内側からどんどん若返り、美しさにより一層の輝きが増すことでしょう。

その８――若返りの陰の司令塔「骨」の健康を維持する

美しく健やかな体をつくるには、体を支える骨の健康が不可欠です。

健康で丈夫な骨をつくるには、骨に必要な栄養素を食事でしっかりとることと、運動によって骨に負荷を加えることです。

骨に必要な栄養素としてもっとも有名なのは、骨の成分であるカルシウムですが、カルシウムを助けるビタミンＤやマグネシウム、ビタミンＫも重要です。また、骨の土台となるコラーゲンをつくるたんぱく質や、骨の形成を助け骨粗しょう症を防ぐ亜鉛、強い抗酸化力で骨細胞の酸化を防ぎ骨密度を高めるβ－カロテンやリコピンなどのカロテノイド、骨折を防ぐ作用のあるビタミンB6も、骨の健康に欠かせない成分です。

さらに、**牛乳などにわずかに含まれるＭＢＰ（ミルクベーシックプロテイン）も、骨密度を高めて若返らせます。**１日40㎎のＭＢＰをとり続けることで、３ヶ月で骨の新陳代謝が改善し、６ヶ月で骨密度が上昇したとのデータもあります。**１日40㎎のＭＢＰは牛乳４本分（８００cc）にあたります。**

これら骨に必要な栄養素を中心に、栄養バランスのとれた食事を１日３食きちんととりましょう。なお、ＭＢＰやビタミンＤなど食事から十分な量を補うのが難しい成分は、サプリメントを活用するのも賢い方法です。

さて、骨も筋肉と同じようにトレーニングで鍛えて強くすることができます。**運動によって骨に負荷がかかると、骨細胞が刺激されて活発に働き出し、丈夫な骨がつくられるのです。**したがって、浮力が働いて骨への負荷が軽減してしまう水泳では効果がありません。

おすすめは、だれもが自分のペースで気軽にできるウォーキングです。足を踏み出すたびに全身の体重が負荷となってかかとの骨にかかり、骨を刺激して、骨細胞を活性化させます。また、バランス能力も鍛えられるので、転倒や骨折の予防にもなります。スイミングスクールに通っているという人は、かかとに負荷のかかる水中ウォーキングをメニュー

牛乳たんぱく質のヒミツ「MBP」とは？

「牛乳にはカルシウムなどのほかにも**骨の健康に役立つ成分**が**含まれているのではないか**」という考えを基に見いだされた成分が**「MBP」**である。

「MBP」は**牛乳**や**母乳**にごく微量に含まれる**たんぱく質**である。
牛乳に含まれるたんぱく質の中でもごくわずかしか存在しない。

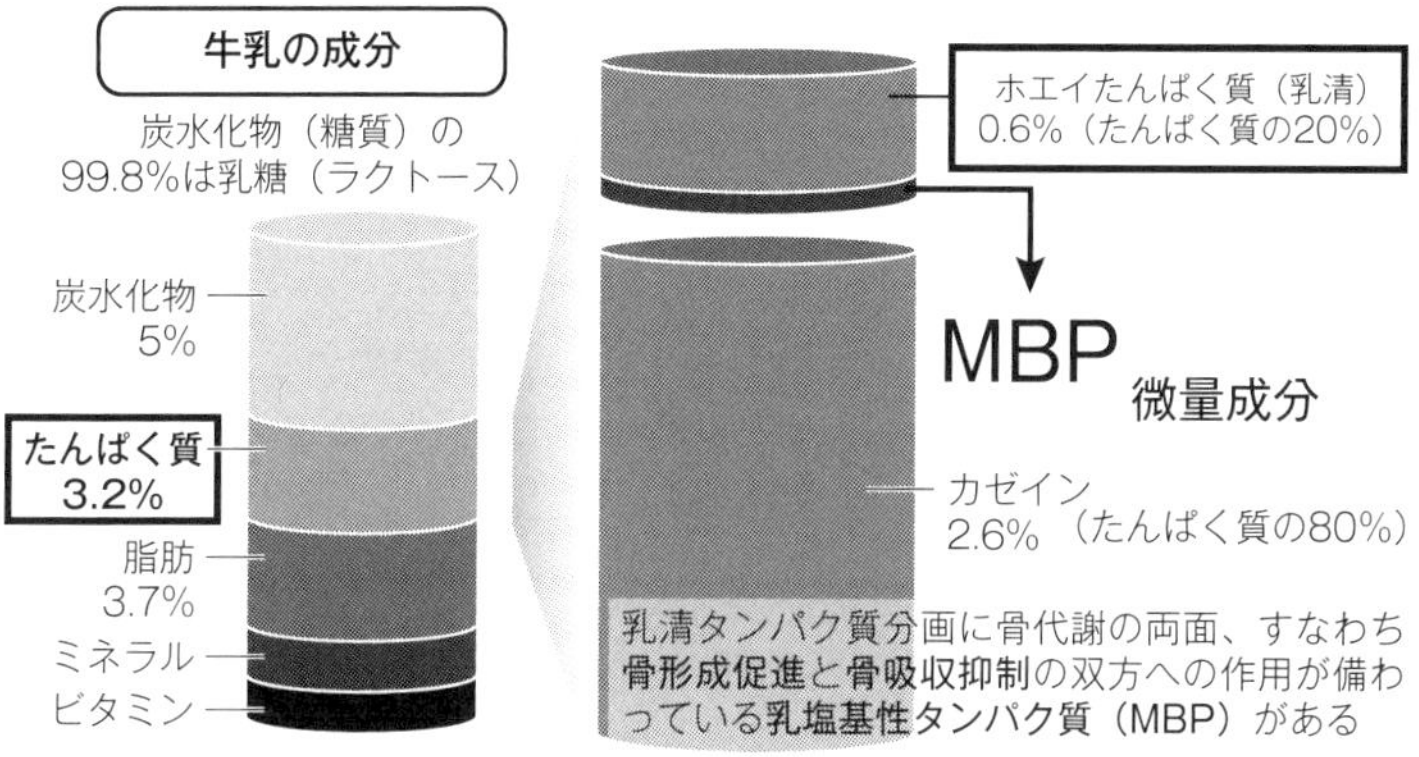

出典：『日本食品標準成分表2015年版（七訂）』（文部科学省）

に加えてください。骨のためには、激しい運動をたまにするより、骨細胞が働き続けるよう、軽くても骨に負荷のかかる運動をコンスタントに続けることが大事です。

日焼けし過ぎない程度の適度な日光浴も、骨の健康には必要です。日光に適度にあたることで、体のなかでビタミンDが構成され、カルシウムの吸収が高まります。

骨は全身の若返りのカギ。骨の健康を意識した生活を送ることが、全身のアンチエイジングにつながります。なお、骨の健康を守る生活術については自著『骨は若返る！――骨粗しょう症は防げる！治る！』（さくら舎）で詳しくお話をしています。興味のある方は、そちらもあわせてご一読ください。

その９——体重をわずか３％減らすだけで、驚くほど若返る！

繰り返しになりますが、やせ過ぎも太り過ぎも、その人の老化を促進させます。やせ過ぎの人は今より体重を増やし、逆に、太り過ぎの人は減量をすることが、美しさや若々しさを取り戻す必須条件です。

体型をコントロールするには、やせる・太るのメカニズムを理解しておくことが大切です。

その人の体重の増減は、食事からとる摂取エネルギーと、運動などによって使う消費エネルギーとのバランスで決まります。**摂取エネルギーが消費エネルギーより多ければ体重は増えますし、逆に、摂取エネルギーより消費エネルギーが多ければ体重は減ります。**

やせ過ぎの人はよく「ちゃんと食べています」といいますが、自分の若さや美しさを維持するほどには食べていないのです。そのことをしっかり理解して、意識をして食べる努力をしてください。もう一方の太り過ぎの人も、「そんなに食べていないのに太ってしまう」とよくいいますが、太るというのは自分の体を維持する以上に食べている証拠です。

エネルギー収支バランスの基本概念

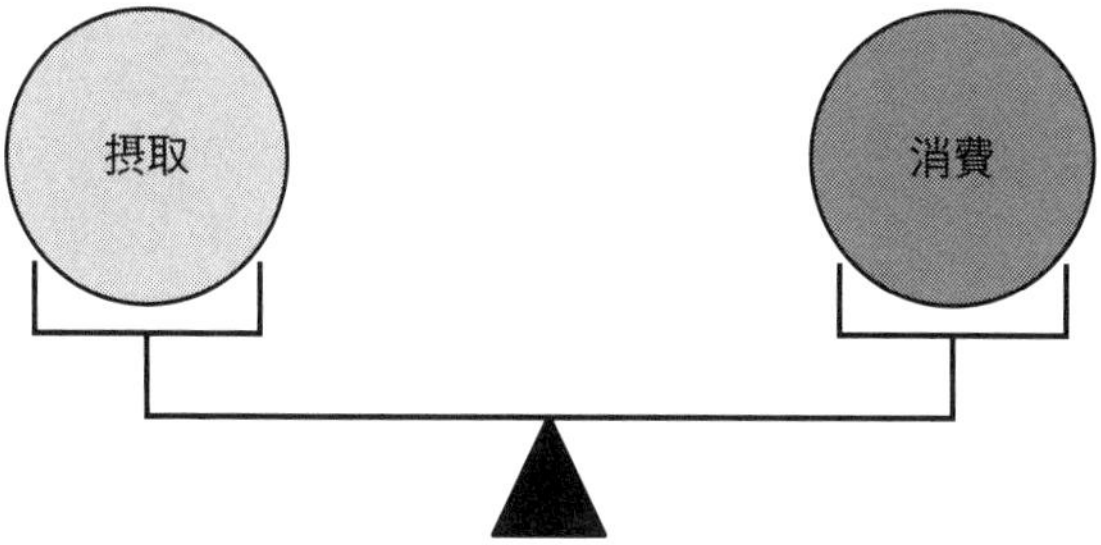

エネルギー摂取量とエネルギー消費量が等しい時、体重の変化はなく、健康的な体格（BMI）が保たれる。エネルギー摂取量がエネルギー消費量を上回ると体重は増加し、肥満につながる。エネルギー消費量がエネルギー摂取量を上回ると体重は減少し、やせにつながる。エネルギー収支バランスは、エネルギー摂取量－エネルギー消費量として定義され、「日本人の食事摂取基準（2015年版）」では体格をエネルギー指標として採用した

出典：平成25年「国民健康・栄養調査」

そのことをしっかりと自覚してください。

さて、日本女性の場合、一般的に人生の前半では「やせ傾向」にありますが、40歳を過ぎて人生後半にさしかかってくると、次第に太りはじめて「肥満傾向」に転じます。

女性が年をとってから太ると病気のリスクが高まるので、更年期以降の太り過ぎにはくれぐれも注意をしてください。

「若い頃より体は丸くはなってきたけれど、肥満までには至っていない」

このような人も、それ以上は太らないよう気をつけましょう。このようにいうと、毎日体重計に乗って針とにらめっこをする人がいますが、そこまで頻回に体重を測る必要はありません。そもそも体重というのは一つの指

標に過ぎません。たとえば、同じ体重であっても身長によって肥満の度合いは違います。

健康にとって重要なのは、内臓脂肪を増やさないことです。ですから、たとえば、パンツやスカートがきつくなってきたとか、最近ベルトの穴を一つゆるめるようになったとか、いわゆる「お腹に肉がついてきた」というサインを感じたら、体重計に乗ってみてどのぐらい変動が起きているかを確かめましょう。そして、ＢＭＩと照らし合わせながら、必要に応じて食事量を少し減らすなど適度なダイエットをはじめるといいでしょう。

体重コントロールに神経質になりすぎると、それがストレスとなって、かえってダイエットに失敗してしまうというのはよくあることです。ダイエットに挫折してリバウンドすると、ますます白色脂肪細胞がついて太りやすくなります。単にスリムになることが目的ではなく、健康でキレイになることを目指すダイエットですから、焦ってはいけません。

６ヶ月間ぐらいで体重の３％を減らすのが、無理がなく、健康にも有効だとされています。

６ヶ月間で３％の減量ということは、体重50kgの人なら６ヶ月で１・５kg、毎月わずか２５０gずつの減量です。このペースなら、きっとそれほどつらいと感じないで、ダイエットを続けることができるでしょう。

40代からのダイエットは「糖質ひかえめ」で

さて、やせる・太るのメカニズムを理解すると、「食事からとるカロリーを減らす」「運動をして消費するカロリーを増やす」という二つの方法が、ダイエットの基本であることがわかると思います。

一般的には、そのどちらか一方ではなく、食事療法と運動療法の両方を組み合わせるのがもっとも効果的とされます。ですが、太り過ぎの人がいきなり運動をするのは危険です。上半身を支える下肢への負担が大きく、膝や股関節などを痛めやすいのです。たとえば、「運動で膝が痛くなり歩くのもつらい」というような状態になると、家事や通勤など日常生活動作にも制限がかかり、それだけ消費するエネルギーが少なくなってしまいます。

したがって、まずは食事療法によってある程度の体重を落とし、それから、運動を徐々にとり入れていくことをおすすめします。

６ヶ月間で３％の減量を目標にすると、食事はどのくらい減らせば達成できるでしょうか。

体脂肪１㎏は約７０００㎉に相当します。つまり、体重を１㎏減らすには、単純に考えて、今とっている食事から７０００kcal分少なくすればいいということです。ということは、1ヶ月で1kgやせるには、７０００kcalを30日で割って、1日２３３kcal減らせばいいということ。２３３kcalというのは、だいたいお茶碗一膳分のご飯（白米１５０g）に相当するので、たとえば、1日にご飯を3膳食べているという人は、2膳に減らせばいいということです。

実は、このご飯を減らすという方法は、非常に有効です。近年、注目されているダイエット法に「**糖質制限ダイエット**」があります。一度は耳にしたことがあるという方も少なからずいらっしゃると思いますが、ご飯を減らすのは、まさにその手法の一つです。

このダイエット法は、私たちの体のエネルギー源となるたんぱく質・脂質・糖質のうち、糖質の摂取量をコントロールすることで減量・体質改善を目指すもので、もともとは糖尿病の食事療法としてとり入れられました。

糖質の摂取を制限すると、体内でのインスリンの分泌が抑えられ、余計なカロリーが中性脂肪として体内に貯蓄されるのを防ぎます。また、糖質を制限すると、体はブドウ糖の代わりに、体に蓄積された中性脂肪を燃やすことでエネルギーをつくり出すようになります。つまり、**糖質を制限すると、体脂肪の分解が促進され、なおかつ、あらたに体脂肪が**

つきにくくなるというW効果を得られるのです。

ちなみに、炭水化物と糖質とは厳密には違いますが（炭水化物から食物繊維を除いたものが糖質）、単純に、ふだんの食事からご飯やパン、麺などの炭水化物や、甘いものを減らすと考えていいと思います。私自身、「ちょっとお腹まわりがきつくなってきたかな」と感じると、すぐさま炭水化物をとるのをやめます。すると、あっという間にお腹まわりがスッキリとしてきます。

「ご飯を食べないなんて、とても無理」

そのように感じる方もいらっしゃると思いますが、一生、食べられないというわけではありません。目標を達成したら、また食べていいのです。それに、しばらくご飯を控えていると、だんだん体が慣れてきて、それほど食べたいと感じなくなってきます。これは本当です。また、ダイエットをすると外食の楽しみを奪われることもしばしばですが、たとえば、すし飯の代わりに酢漬けの千切り大根を使った握り寿司や、麺の代わりに野菜を使ったラーメンなど、糖質抑制メニューを出すお店も増えています。

糖質を制限することは、老化の原因物質である「ＡＧＥ」の産生を抑えることにもつながります。つまり、糖質制限ダイエットをすることで、内臓脂肪減少による老化防止とＡ

GE抑制による老化防止と、二つのアンチエイジング効果を得られるのです。

「ダイエットをしたらシワが増えてかえって老けた」という話を耳にすることがありますが、アンチエイジング効果の高い糖質制限ダイエットなら、美しく健康的に減量できるでしょう。

しかし、極端な糖質制限をすると、たんぱく質や脂質などの必要な栄養素も不足します。さらには必要なカロリーがとれず、極端なエネルギー不足となるリスクもあります。また、運動を伴わない極端な糖質制限は筋肉を減らし、全身の代謝が低下して使われなくなった糖が中性脂肪として体内に貯まってしまい、メタボにならないまでも隠れメタボとなり、心筋梗塞《こうそく》や脳梗塞を起こすことにもなりかねません。極端なことは弊害になりますので、「ほどほど」が大事であることも忘れてはなりません。

◆コラム　やせにくい人のダイエットをサポートする漢方薬

体脂肪の燃焼にはβ－3アドレナリン受容体という物質が関わっていることは、第1章でお話をした通りです（Ｐ53〜Ｐ56参照）。

実は、β－３アドレナリン受容体は、人によって感度が異なり、よく働く人と働きの鈍い人とがいます。感度が高く脂肪燃焼量の多いほうからＴＴ型、ＴＡ型、ＡＡ型の大きく３つのパターンに分けられます。**ＴＴ型の人に比べて、ＴＡ型の人は約90kcal、ＡＡ型の人は約２２０kcalも燃焼量が少ないとされます。**

したがって、同じようにダイエットに励んでも、脂肪の燃えにくいＡＡ型の人は、脂肪の燃えやすいＴＴ型の人に比べて、やせにくくなります。

「みんなと同じぐらいしか食べてないのに、私だけ太ってしまう」という人がいますが、それは、**体の燃焼度が異なるためです。**燃えにくいタイプの人が、燃えやすいタイプの人と同じだけ食べてしまうと、食事でとったカロリーを燃やしきれず、余ったカロリーが体脂肪になって蓄積されてしまうのです。

ＡＡ型の人が減量して美しさと健康とを手にいれるには、できるだけ体を燃えやすくすることが大切です。体を温めるショウガや、エネルギー代謝を高めるミネラルのクロムを多く含むアサリやシジミなどを積極的にとりましょう。また、動物性たんぱく質は消化・吸収するのにエネルギーを必要とするので、脂肪分の少ない赤身のお肉や鶏肉などもおすすめです。それでもダイエット効果があらわれにくい人には、脂肪の代謝をコントロールして内臓脂肪を燃えやすくする漢方薬がよく効きます。

防風通聖散《ぼうふうつうしょうさん》と防已《ぼうい》黄耆《おうぎ》湯《とう》は、β－3アドレナリン受容体をコントロールして内臓脂肪型肥満による肥満症を改善します。体が燃えにくくて、ダイエットをしてもなかなかやせられないという人の強い味方となってくれます。興味のある人は、専門医に相談してみてください。

第3章 女性のカラダの一生とセルフケア

女性のライフサイクルと注意したい疾患

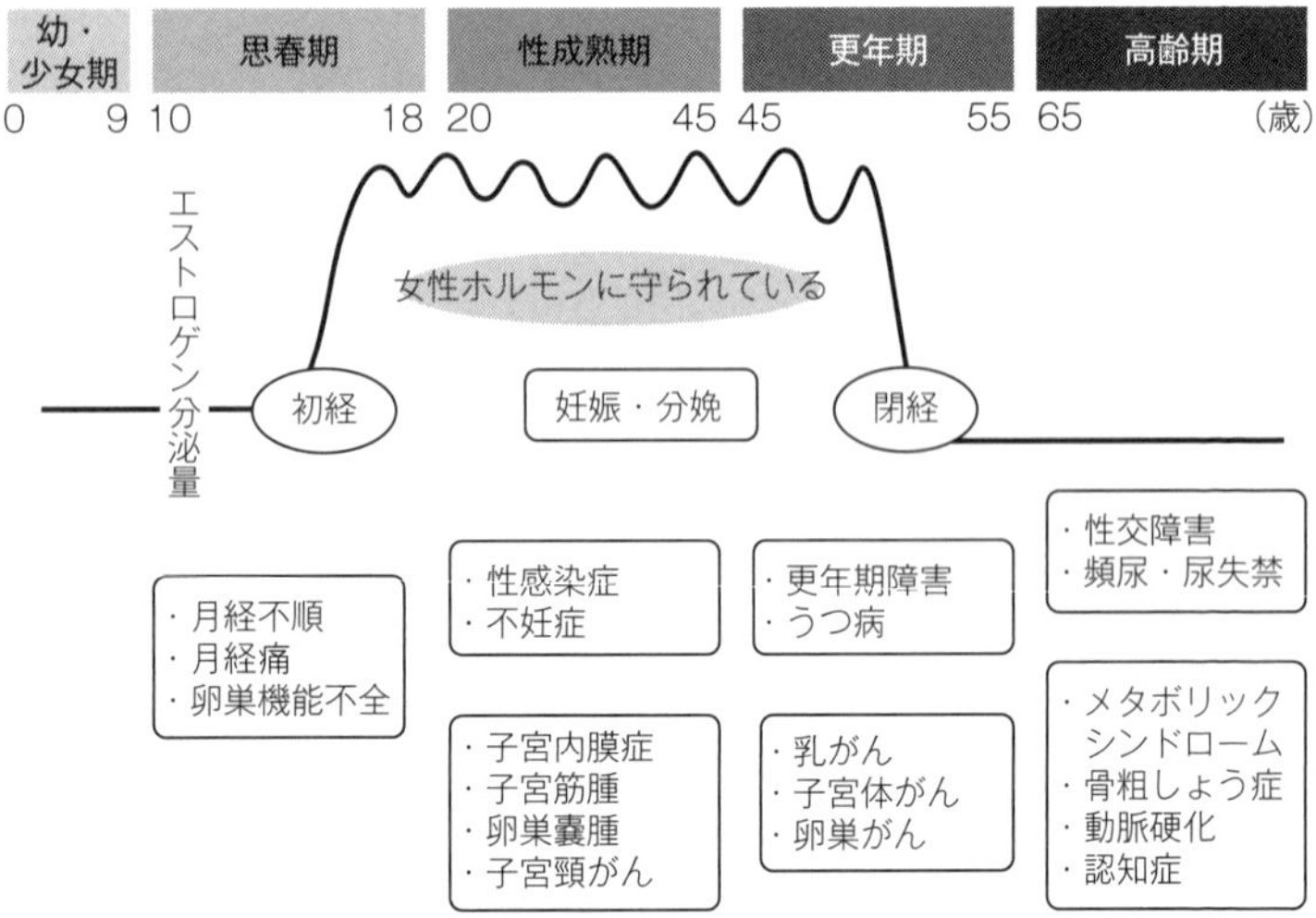

女性のカラダとライフサイクルの五つのステージ

女性の一生は女性ホルモンに支配されている——そのようにいってもいい過ぎではありません。

女性ホルモンの分泌は、生まれてから死ぬまでの間に大きく変化します。その分泌の増減の波に応じて、女性の成長とライフサイクルは決まります。

女性のカラダとライフサイクルは、「幼・少女期」「思春期」「性成熟期」「更年期」「高齢期」の五つのステージに分かれます。

この章では、ライフステージごとのカラダの変化と、女性ホルモンの影響によって起きやすい症状や病気をご紹介します。

ステージ1　幼・少女期　「女性らしさ・症状・病気」は冬眠中

男女の性別は、受精卵のときから決まっています。妊娠8週目ぐらいには性器が完成し、女の胎児は卵巣のなかに500～700万個にもおよぶ原始卵胞（卵子のもと）をつくります。これが女性が一生分として準備している卵子の数です。

生まれたての赤ちゃんのときには、外性器以外に男女差はほとんど見られませんが、女の赤ちゃんの体内では女性としての器官はすでに完成しています。

2、3歳ぐらいになってくると、体つきこそ男女の違いはまだ明確ではないものの、気性や遊び方、ふるまいなどに女の子らしさが見られるようになってきます。**ごく微量ですが、女性ホルモンの分泌は、この頃からはじまっているのです。**

ここから8歳ぐらいまでは、成長ホルモンの影響を受けて、身長や体重などの成長が著《いちじる》しい時期です。ですが、子宮や卵巣などの内性器の発育はまだ止まったまま。女性ホルモンの影響をほとんど受けないため、女性特有の症状や病気ともほぼ無縁の状態です。

9歳ぐらいになると、性腺刺激ホルモンの分泌が徐々に増えてきて思春期に向かいます。

ステージ2　思春期　カラダとココロが劇的に変化し、女性らしさが備わってくる

女性の場合はだいたい10歳頃から18歳ぐらいまでを「思春期」といいます。

この頃になると、性腺刺激ホルモンの分泌が急増して、眠っている状態だった卵巣に刺激を与えるようになります。すると、卵巣から女性ホルモンが分泌されるようになり、少女の体は劇的に変化して成熟へと向かっていきます。

まず、思春期は「身長増加のラストスパート」といわれるほどめざましく背が伸びます。これは、思春期になると、成長ホルモンの分泌がそれまで以上に高まるうえ、女性ホルモンの分泌も急増するためです。女性ホルモンは、成長ホルモンの分泌を促進したり、骨に直接働きかけたりして、骨の成長を促進する働きがあります。**思春期には、成長ホルモンと女性ホルモンとの相乗効果によって、著しく身長が伸びるのです。**身長の伸びに伴って、乳房も膨《ふく》らみはじめます。すると、さらに身長がよく伸びます。

そうして、12～13歳ではじめての月経（医学的に生理のことをこう呼びます）を迎えます。

初経（初潮の医学用語）を迎えると、身長の伸びは急速に低下します。女性ホルモンのなかでも、とくにエストロゲンは、身長の伸びを加速させる一方で、骨端線《こったんせん》を閉鎖させて、骨をかたくして成熟した大人の骨へと成長させ、身長の伸びを止める働きも持っています。思春期に入ってグッと身長が伸びたあと、伸び率が急激に低下するのはそのためです。身長の伸びが少なくなると、逆に、皮下脂肪が増えて体全体が丸みを帯《お》びてきます。

さて、初経からしばらくの間は、月経周期が不安定で、月経不順や生理痛になりやすく、子宮も未成熟で排卵もあったりなかったりします。また、女性ホルモンが活発に生成されるため、ホルモンのバランスが崩れやすく、肌あれなどの身体的症状と、感情の起伏が激しくなるといった精神的な症状もでることがあります。思春期は心が成長する時期でもあるので、気持ちが不安定になることもよく見られます。さらに、昔に比べて初経が早まっている分だけ月経の回数が増えています。そのため、女性ホルモンが原因での婦人科系疾患の発症リスクも増えています。

月経周期が完全に安定するには、だいたい1〜2年かかります。子宮の成長に伴って、ウエストにはくびれが生まれ、お尻にはボリュームが出てメリハリのある女性らしい体型に変化していきます。この時期は、体と心がアンバランスなため、大人の女性の体に変化していくことを受け入れられず、過激なダイエットや偏食など思春期特有のトラブルも起こりやすくなります。それらの症状は、思春期の終わる頃になって、不安定だった女性ホルモンのバランスが次第に落ち着き、心の成長もある程度まで進むことで、自然と解消されていきます。そうして、体の成長に心の成長が追いつくてくると思春期も卒業です。

月経周期によるココロとカラダの変化

女性ホルモンの大きな役割は、月経を起こして妊娠・出産に備えることです。ここで、月経のしくみについてご説明しましょう。第1章の「女性のココロとカラダは月経周期とともに変化する」の項目（P41～P43参照）でもいいましたが、月経周期は四つのステージに分かれます。

卵胞期（月経が終わってから排卵までの約7日間）

月経が終わって卵胞期に入ると、エストロゲンの影響が大きくなり、心身は大きく変化します。月経中の不快感から解放され、心も体も元気はつらつとしてきます。新陳代謝《しんちんたいしゃ》もアップして、肌つやがよくなり、脂肪も燃焼されやすく、水はけもよくなるので、ダイエットをするのにも適しています。気持ちも明るくポジティブで活動的になるので、仕事もよくはかどります。１ヶ月の中で、もっとも女性らしさが高まり、心身ともに絶好調の時期です。

排卵期（5日間程度）

エストロゲンの分泌が低下してくるため、卵胞期に整《ととの》っていた体調が乱れやすくなり、肩こりやむくみ、便秘、イライラなどの症状が少しずつ出てきます。おりものの量が増え、人によっては下腹部に痛みを感じたり、少量の出血があることもあります。ペースが少しずつ落ちてくる時期です。

黄体期（排卵後、月経が始まるまでの10日間程度）

プロゲステロンの影響が強くなって新陳代謝が落ちてくるため、むくんだり便秘したりと体重が増えやすくなります。

そのうえ、食欲が増し、甘いものを食べたくなるので、ダイエットにはあまり適していません。

また、頭痛や腰痛、肩コリ、疲労感などの症状が出やすく、ホルモンの影響で皮脂の分泌が増えるため、ニキビや吹き出物など肌トラブルも起きやすくなります。自律神経のバランスも乱れやすくなるため、イライラして怒りっぽくなったり、集中力が低下してやる気が出なかったり、気持ちも沈みやすくなります。心身ともにどんよりと重くなりやすい時期です。

このような**生理前の不調**を「ＰＭＳ（月経前症候群）」と呼びます。ＰＭＳの対策については、第４章でお話しします。


月経期（月経の１日目から７日目ぐらいまで）

月経がはじまるとＰＭＳの症状は次第に緩和《かんわ》しますが、下腹部がジリジリ痛み、腰がズドンと重くなる、いわゆる月経痛が起こります。また、この時期は二つの女性ホルモンの

エストロゲンのフィードバックのしくみ

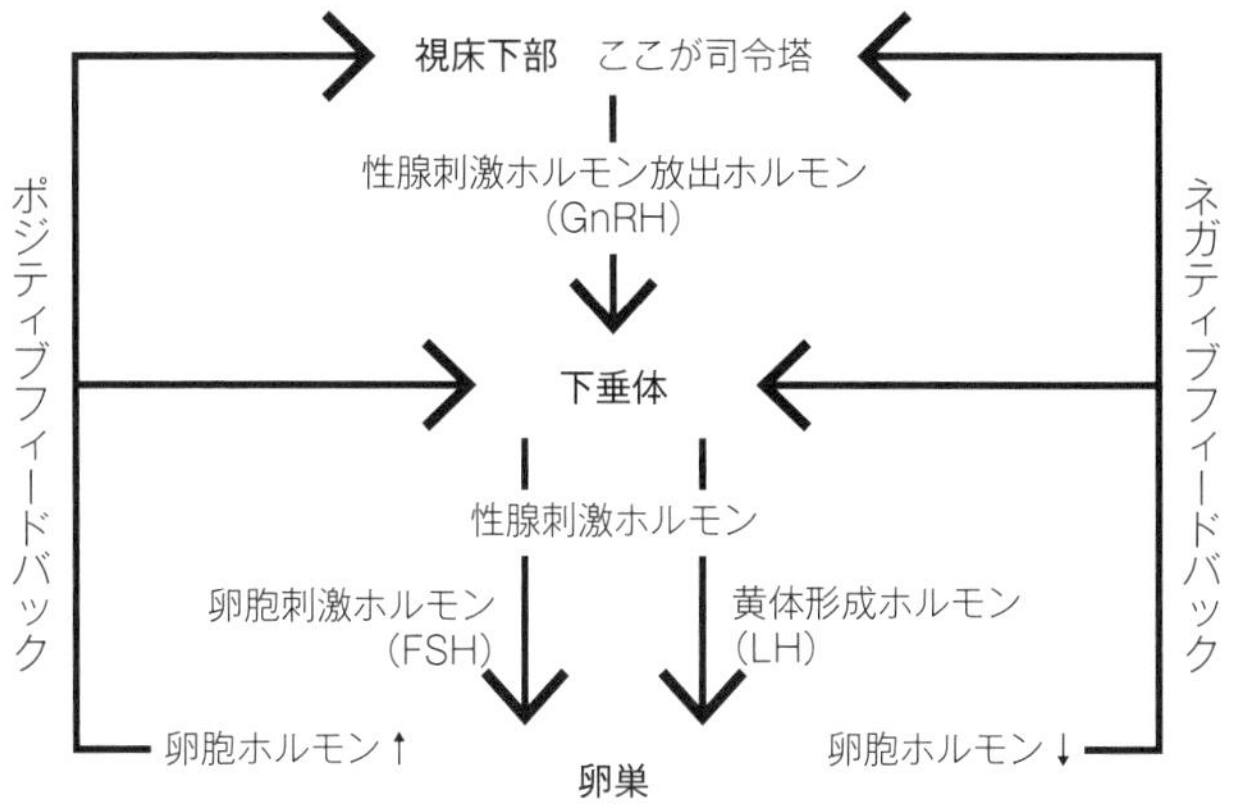

分泌量がともに減少するため、全身の血行が悪くなっています。そのため、免疫力が低下して風邪をひきやすくなったり、肌がかぶれやすくなったりします。また、体温が下がり、全身がだるくなって、眠くなる時期でもあります。月経の終わる頃になってエストロゲンの分泌が高まってくると、こうした症状は次第に消えて気分が向上してきます。

エストロゲンとプロゲステロンの二つの女性ホルモンは、脳からの指令を受けて卵巣から分泌されます。脳の視床下部には全身のホルモンの分泌を管理するコントロールタワーがあり、ここから、まず「性腺刺激ホルモン放出ホルモン」が出されます。

すると、その下にある下《か》垂体《すいたい》から「性腺刺激ホルモン」が分泌されます。性腺刺激ホルモンには、卵胞刺激ホルモンと黄体形成ホルモンとがあり、いずれも血流に乗って卵巣へと運ばれます。そこで卵胞刺激ホルモンの刺激を受けるとエストロゲンが、黄体形成ホルモンの刺激を受けるとプロゲステロンが、それぞれ分泌されます。

それと同時に、卵巣から分泌されたホルモンも血流に乗って脳へと向かい、卵巣の情報が脳へとフィードバックされます。それを受けて脳は分泌をコントロールします。

このように、**月経は視床下部《ししょうかぶ》―下垂体―卵巣―子宮の密接な連携プレーによって起こります。**したがって、どこか1ヶ所でも異常が起こると月経は乱れます。たとえば、仕事のトラブルや環境の変化などによって強いストレスを受けると月経が乱れるのは、ストレスを感知するセンサーが視床下部にあるため、ホルモンの命令系統にも支障が出てしまうからです。また、更年期に月経が乱れるのは、卵巣の機能が低下して脳の指令に対応できなくなってくるからです。

「月経は煩《わずら》わしいもの」と受けとられがちですが、毎月きちんと月経があるということは、女性としての機能に異常がなく、心身ともに良好だという体のサインです。

なお、平均的に12～13歳で初経が発来しますが、日本産科婦人科学会の定義では、初経発来が10歳未満を「早発思春期」、初経発来が14歳までに見られない場合を「遅発思春

下垂体と卵巣との連関

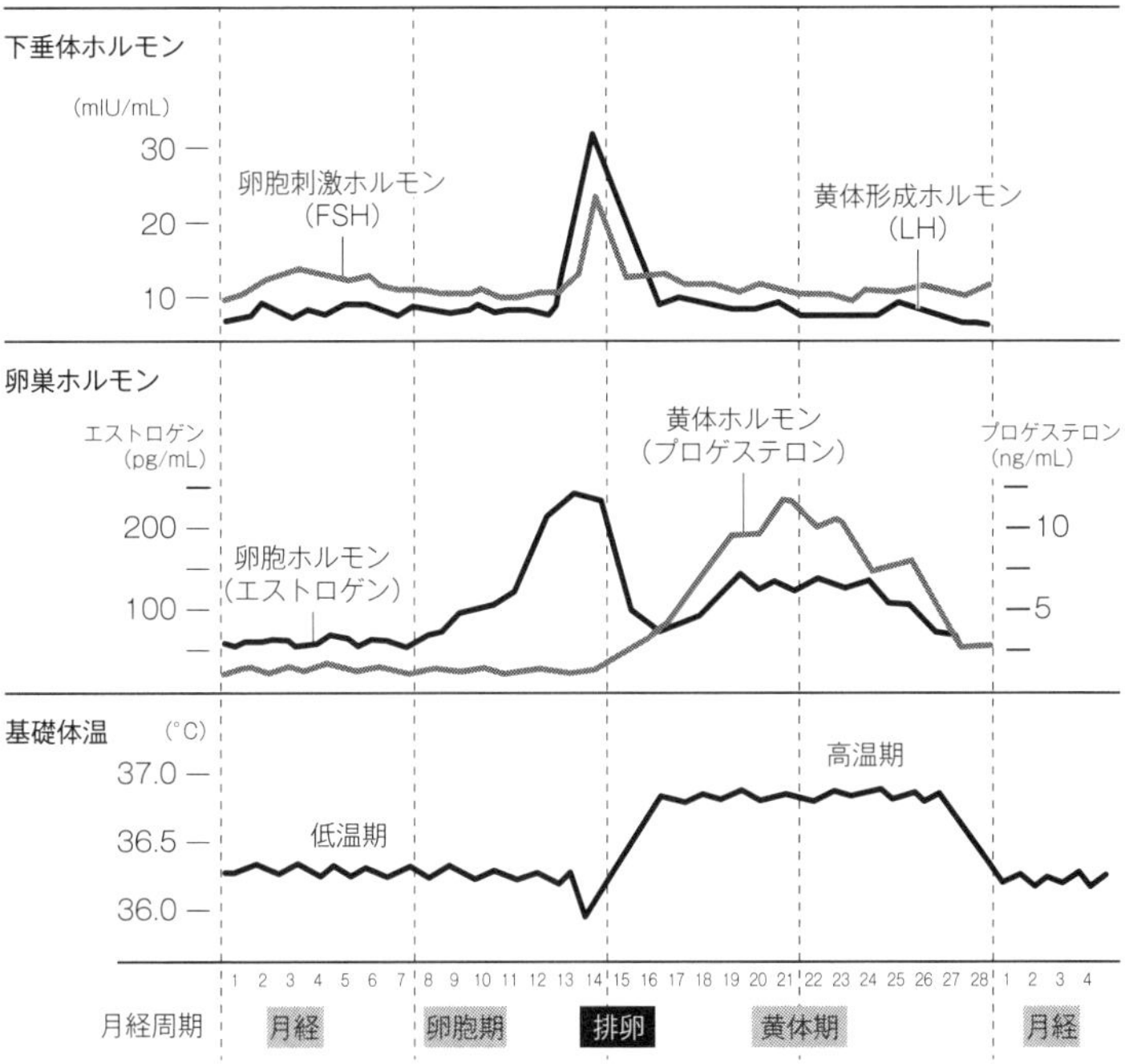

期」とし、満18歳までに初経が発来しないものを「原発性無月経」といいます。

早発思春期でも、遅発思春期でも、思春期の到来がズレているのは、脳腫瘍《しゅよう》など何らかの疾患《しっかん》による可能性もあるので、婦人科を受診することをおすすめします。また、初経の発来には、ある程度の体重と体脂肪が必要とされます。思春期のやせ願望による無理なダイエットや過度な運動は、無月経や月経不順の原因となり、将来的には、不妊や骨粗しょう症の原因となるので、注意が必要です。

思春期は骨をつくる大事な時期

子どもの背が伸びるのは、骨が縦方向に伸びるからです。私たちの体は全部で２０６個の骨からできていますが、そのうち、身長の伸びに関係するのは、背骨と脚の骨です。これらの骨が縦に伸びることで、身長は高くなります。

骨そのものは、たんぱく質であるコラーゲン（膠原線維《こうげんせんい》）のかたまりでできています。線維状をしたコラーゲンの隙間にカルシウムとリンが吸着してかたまると、骨になります。

子どもの手足などの長い骨の両端には、大人の骨にはない骨端線と呼ばれる軟骨でできた層があります。ここに、軟骨芽細胞がいて、骨のもととなるコラーゲン線維をつくりだしています。骨端線の軟骨芽細胞が増殖・成長を繰り返しながら、骨のもととなるコラーゲンの線維をどんどんつくり出すことで、骨は縦に縦にとぐんぐん伸びていくのです。

また、縦方向に伸びるだけでなく、健康で丈夫な骨をつくるには、中身を充実させることも重要です。骨の中身の状態は、骨の量と質とで決まります。

「骨はかたいもの」というイメージをお持ちの方も多いと思います。ですが、いくらかたくても、子どものときにできた骨が一生そのまま体のなかに存在しているわけではありません。皮膚などと同じように、骨も新陳代謝によって常に古い骨が新しい骨につくりかえられています。

そして、新陳代謝による肌の細胞の生まれ変わりのスピードが美肌の決め手となるように、骨の健康もまた新陳代謝のスピードが重要なカギを握っています。

この時期の骨の成長度が、女性の一生を左右する！

骨の新陳代謝のメカニズムを簡単にご説明しましょう。

骨には、骨をつくる「骨芽《こつが》細胞」と、骨を溶《と》かして壊す「破骨《はこつ》細胞」、この二つをコントロールする司令塔の「骨細胞」とがいて、この三つの細胞の連携プレーによって新陳代謝を繰り返しています。

まず、破骨細胞が骨の表面の古くなったところに強酸などを吹きつけ、骨の主成分であるカルシウムを溶かして血液中に吸収させます。これを「骨吸収」といいます。すると、削り取られたところに骨芽細胞が集まってきて、骨の土台となる繊維状のコラーゲンを分泌し、新たな骨組みをつくります。さらに、鉄骨のように格子状をしたコラーゲン線維の隙間に、カルシウムやリンなどのミネラル類を沈着させ、塗《ぬ》りかためます。そうして、凹《へこ》

破骨細胞による骨の破壊と骨芽細胞による骨づくり

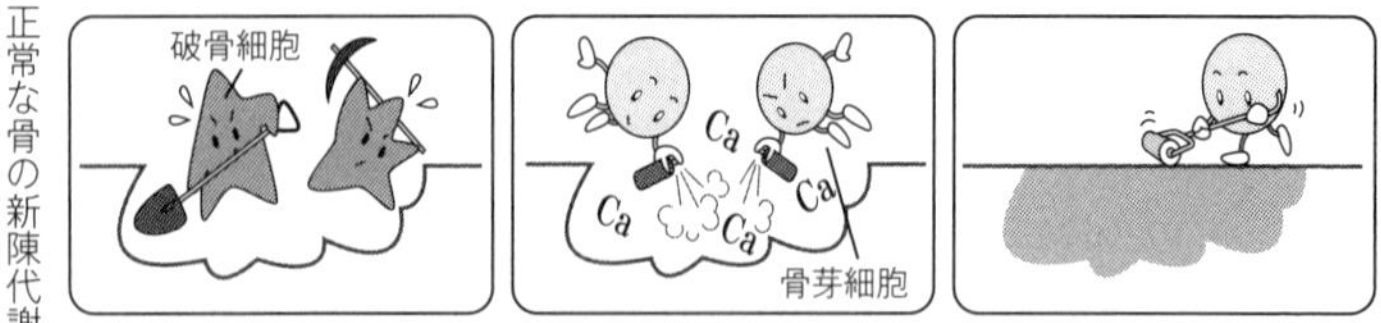

破骨細胞が骨を溶かす：骨吸収（約4週間）
骨芽細胞がカルシウムなどの層をつくりながら、
元通りに修復していく：骨形成（約4ヵ月）

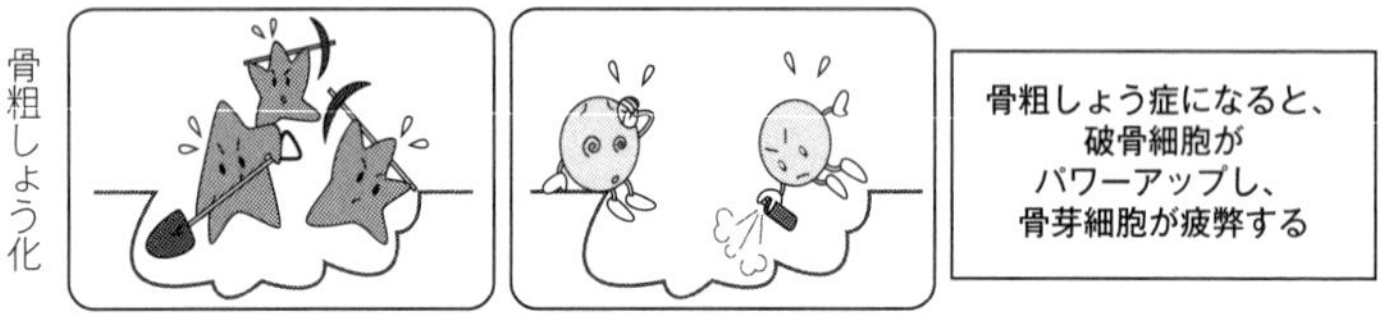
骨粗しょう化
骨粗しょう症になると、
破骨細胞が
パワーアップし、
骨芽細胞が疲弊する

加齢に伴ってホルモンのバランスがくずれると
破骨細胞の働きに対して、骨芽細胞の働きが追いつかなくなる

みをしっかりと埋《う》めて新たな骨をつくるのです。これを「骨形成」といいます。やがて骨芽細胞は、自らつくりだしたコラーゲンやカルシウムなどに覆《おお》われ、骨のなかに埋没《まいぼつ》していきます。そして、骨細胞へと変化し、これら一連の新陳代謝の司令塔としての役割を果たしていくことになります。

　このように、**骨は「骨吸収→骨形成→休止期」というサイクルで新陳代謝（骨代謝）を繰り返します。**骨吸収に約4週間、骨形成に約4ヶ月、トータル約5ヶ月をかけて、骨は一度ターンオーバーします。そうして、若者なら約2年、高齢者なら約5年で、全身の骨が全く新しいものに入れかわります。

　さて、思春期は、骨吸収より骨形成の勢い

が上まわっています。そのため、骨は骨量・骨質ともに充実し、より太く、より密度が高くなって、大きく丈夫になっていきます。こうした思春期の骨形成を促進しているのが、女性ホルモンです。女性ホルモンは、破骨細胞の数を減らし、その一方で、骨芽細胞の数を増やします。また、破骨細胞の働きを抑え、骨芽細胞の働きを助けます。このように、女性ホルモンは、二つのルートから骨形成を促《うなが》して、骨を丈夫にする作用があり、「骨の守護神」とも呼ばれます。

こうして骨量は、思春期に爆発的に増えます。生まれたばかりの赤ちゃんのときにはわずか数10gだった骨量は、体の成長とともに少しずつ増加し、女性ホルモンの分泌が急増する10～16歳で急激に増え、18～20歳の頃になるとピークに達します。**ここで一生のうちでもっとも多い最大骨量を獲得することになります。**

そうして成人を迎える頃になると、骨吸収と骨形成との勢いはちょうどいい具合に均衡《きんこう》してきます。ということは、**ここまでに獲得した最大骨量が「骨貯金」**となり、その後は、その貯金をいかに維持しながら生きていくか、ということになります。つまり、思春期でどのくらい骨量を増やせるかが、その後の骨の健康の決め手となるのです。

思春期に健康な骨をつくるには、骨形成が優勢な骨代謝を守ることです。そのためには、

女性の年齢と骨量・女性ホルモンの変化

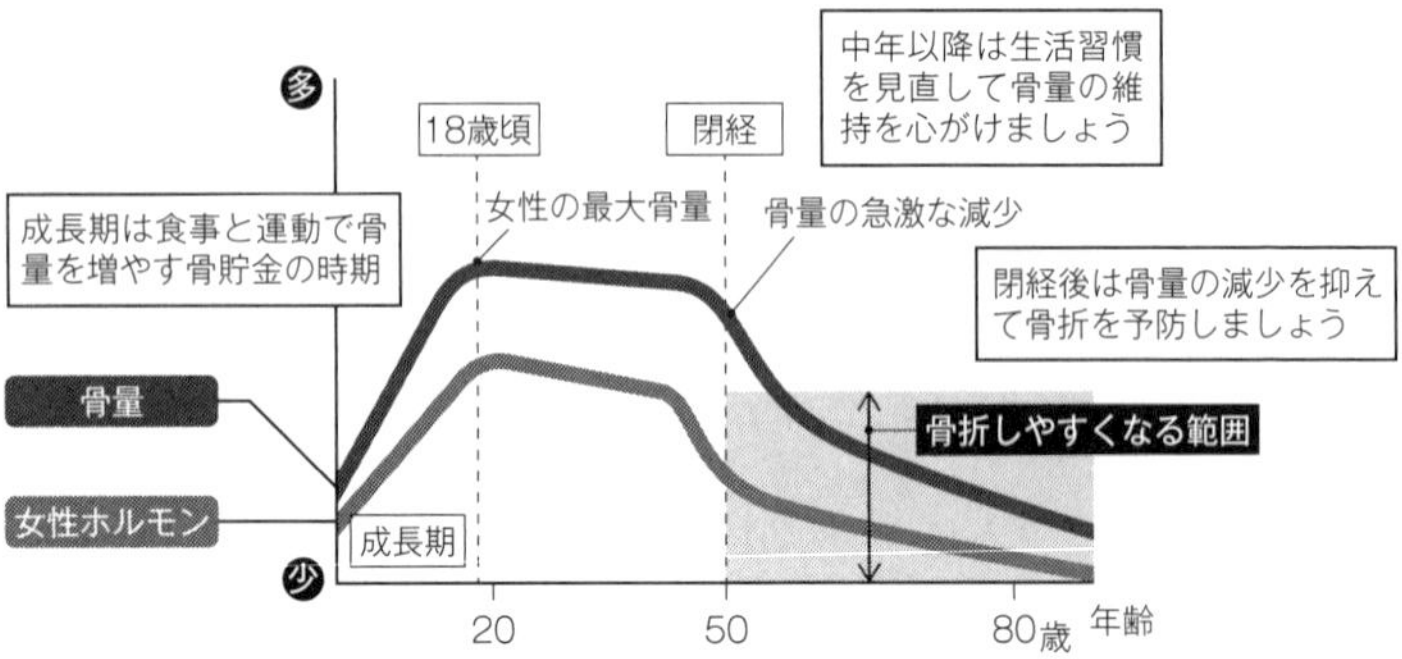

骨の素材となるカルシウムやたんぱく質など栄養素を不足させないこと、細胞を活性化すること、女性ホルモンをしっかりと分泌させること、この三つが非常に重要です。つまり、食事や睡眠、運動など毎日の生活習慣がとても大事なのです。

近年、10代のごく若いうちから無理なダイエットをする女性が増えています。そのため、成長に必要なエネルギーや栄養素が不足し、女性ホルモンの分泌も低下して、骨代謝が乱れ、骨量を十分に獲得できない人が急増しています。そのような人は、運動時やちょっとした転倒で骨折しやすくなります。さらに、そうした思春期から20代にかけての極端なダイエットが原因で、30代ですでに骨がスカスカになる「骨粗しょう症」の一歩手前のレベルまで骨量が減少する「骨粗しょう症予備群」になる人が増えています。なかには、30代なのに60代ぐらいの骨量しかなかったというケースも報告されています。

また、第1章でお話ししたように、骨細胞には全身の細胞を活性化する働きがあり、丈夫で健康な骨は、見た目の美しさと健康の源《みなもと》です。

思春期の数年間をどのように過ごすかで、その後の女性の一生は決まる。そういってもいいかもしれません。実際、思春期に獲得する最大骨量を10％増やせば、骨粗しょう症になる年齢を13年遅らせることができるという報告もあります。思春期の健全な心身の成長が、将来の健康につながります。

思春期は、骨はもとより心身が成長する大切な時期です。心身の健《すこ》やかな成長には、規則正しい健康的な生活を送ることが大切です。

ステージ3　性成熟期　女性がもっとも美しく充実する時期

20歳から45歳ぐらいまでを「性成熟期」といいます。思春期で女性らしく変化した体は、この時期にはいってさらに成熟し、完成します。

女性ホルモンの分泌が高いレベルで安定するため、月経周期や排卵もコンスタントに起こるようになり、子宮も十分に成熟して妊娠・出産をするための体内環境が整います。また、肌は潤《うるお》い髪もつややかになって、見た目にも女性らしい美しさに満ちてきます。さらに、女性ホルモンの作用によって糖や脂質の代謝が促進されて太りにくく、血管もしなやかで骨も丈夫、動脈硬化や心筋梗塞、アルツハイマー病などの発症リスクも抑えられるなど、さまざまな病気からも守られています。つまり、見た目的にも生物学的にも老化から守られた状態にあります。

心身ともにエネルギーに満ち溢《あふ》れ、就職、恋愛、結婚、妊娠・出産、子育てなど、人生がダイナミックに展開していく時期でもあります。

それに伴って、恋愛や仕事のトラブル、結婚をするかしないか、子供を産むか産まないか、仕事と家庭の両立、育児の悩み、夫婦間の問題、離婚・再婚など、選択を迫《せま》られたり困難に見舞われるようなシーンも多く訪れます。なかには、そうしたストレスから不眠やうつに陥《おちい》る女性もいます。

また、女性ホルモンが活発に働くこの時期は、月経前症候群（ＰＭＳ）など月経に関連する不調も出現しやすく、子宮内膜症などの婦人科系疾患《しっかん》のリスクも高まります。

ですが、そうして迷いながらもさまざまな困難を乗り越え、前に進んでいくなかで、自分のライフスタイルを確立し、精神的にもより一層の成熟を遂《と》げていくのです。

ライフステージ別・女性の健康リスク

	ライフステージ	健康リスク	代表的な疾患
性成熟期前半	セルフチェック能力を獲得し，愛を育み，社会人としての役割を発揮する時期	◎女性の社会進出に伴うストレス負荷で不眠，うつ，月経前症候群等が増加している。 ◎子宮頸がん検診の受診率が低い。 ◎いつ何人子供を産むかのプランとキャリア形成の両立は個人に任せられ，相談する機関が少ない。	性感染症・若年性の子宮内膜症・子宮頸がん・子宮頸部異形成・妊娠合併症（妊娠糖尿病・妊娠高血圧症候群）
性成熟期後半	妊娠・出産，子育ての時期	◎出産を希望しながらも，労働環境等により出産が困難な状況にある女性が多数存在する。 ◎分娩を扱う医療機関が減少している。 ◎妊産婦の孤立，退院直後の産後うつ等への対策が不十分。	妊孕性低下・不妊症・家族性乳がん・子宮筋腫・卵巣嚢腫・早発卵巣不全
更年期	女性ホルモンの分泌が急激に減少し，心身に様々な症状が発生する時期	◎更年期独特の健康問題や不定愁訴に総合的に対応できる診療科がない。 ◎がん検診の受診率が低い。要精密検査となった人の精密検査受診率も低い。	月経異常・更年期障害（のぼせ・ほてり・めまいなど）・子宮体がん・卵巣がん・乳がん・中高年の子宮内膜症・うつ・不安・睡眠障害・性器の萎縮・排尿障害・脂質代謝・糖代謝の変化・動脈硬化・関節リウマチ・骨量低下
老年期	体調の変化と老化，機能低下がみられる時期	◎健康寿命と平均寿命の差が14年以上ある。 ◎高齢化に伴い，尿失禁や骨粗鬆症等，女性に特徴的な疾患が増えている。 ◎配偶者を失う等の孤立により，抑うつ状態になることもある。	動脈硬化・動脈硬化性疾患（脳梗塞・心筋梗塞）・肥満・メタボリックシンドローム・閉経後骨粗鬆症・変形性関節症，ロコモティブシンドローム・サルコペニア・フレイル・認知症

出典：「white」（Vol.3 No.2　2015）高階恵美子

このように女性ホルモンのメリット・デメリットともに大きくあらわれるのは、まさに、女性としての成熟期の証です。この期間は約20年続きます。

妊娠・出産の適齢期

寿命が延び、人生の選択肢も増えたことなどから、現代女性の晩婚化、晩産化が進んでいます。厚生労働省の統計によると、１９８０年には女性の初婚年齢は25・５歳、第１子を産む初産年齢は26・４歳でしたが、２０１４年には初婚は29・９歳、初産年齢は30・６歳と、いずれも34年間で４歳以上遅くなっています。

確かに、近年の医療の著《いちじる》しい発展によって、不妊治療の精度が上がり、高齢出産の危険性も昔に比べるとはるかに減ってきています。そうした状況を受け、「産みたいときが妊娠・出産の適齢期」と思っている人もいるようです。ですが、結婚はいくつになってもできますが、出産はそうはいきません。妊娠・出産にはタイムリミットがあります。

実は、卵子も年齢とともに老化しています。卵巣のなかには卵子のもとになる「原始卵胞」がたくさんつまっています。原始卵胞は、お母さんのお腹のなかにいる胎児のときがいちばん多く、その数は５００～７００万個といわれます。それが、赤ちゃんとして生まれる頃には約２００万個に減り、さらに月経がはじまる頃には30万個程度にまで減少しています。その後は、毎月、排卵のたびに失われますが、それと同時に、時間の経過によっても減り続け、月経周期１回ごとに約１０００個ずつ減少していくとされ、**35歳ぐらいになるとさらにガクンと減り、閉経を迎える頃には完全に消失してしまいます。**

こうした卵子の老化に伴って、卵巣機能も低下していきます。卵巣はほかの臓器よりも老化が早いといわれます。したがって、月経が順調にあるうちは、いつでも妊娠・出産の準備が整っているように思えても、卵子や卵巣の老化は確実に進んでいて、年々、妊娠しづらい体になっていきます。妊娠の能力には個人差があり、40代後半で妊娠・出産する人もいますが、その一方で、20代で不妊治療の必要な人もいます。平均すると**妊娠力の低下は31歳頃からはじまるといわれます。**

日本産科婦人科学会の調べによると、不妊治療によって出産できた人の割合は、26歳で21％、35歳で17％、40歳で８％と年齢が高くなるにつれて低くなっています。反対に、流産した人の割合は26歳で17％、35歳で21％、40歳で34％、45歳では61％と、加齢とともに急増しています。このことから、たとえ不妊治療によって妊娠できたとしても、母体の年齢が高いと流産する可能性も高くなるため、出産にまで至らないことが多いことがわかります。また、母体の年齢が高くなるほど、胎児の染色体異常の発生率が高くなるなど危険因子が増えていくこともわかっています。

それでは、**妊娠・出産の適齢期はいくつでしょうか。医学的には、20代がもっとも妊娠しやすく、母子ともに安全に出産しやすい年齢といわれます。**ですが、30代前半までは安全とする説もあり、卵子が急激に老化しはじめる35歳頃が一つの目安になるといえそうです。ちなみに、卵巣のなかにどのくらい卵子が残っているかを調べる検査法もあります。

今は、子どもを持たない選択をする女性も増えていますし、出産だけが人生のすべてではありません。でも、妊娠・出産を望む人は、加齢とともに妊娠力が衰えてくることを踏まえたうえで、早めに人生設計を立てましょう。

女性がいちばん輝くこの時期に影を落とすＰＭＳ

月経が近づいてくると、イライラして怒りっぽくなったり、全身がむくんで体重が増えたり、便通が悪くなったり、何をするにも集中できずやる気がしなくなったり……ときまって不快な症状があらわれるものの、いざ月経がはじまるといつの間にかスーッと消えてしまう。ＰＭＳ（月経前症候群）の典型的な症状です。

月経前症候群診断基準

<table>
<tr><td rowspan="1">身体的症状</td><td>・乳房痛
・腹部膨満感
・頭痛
・手足のむくみ</td><td rowspan="2">〈診断基準〉
①過去3か月間以上連続して，月経前5日間に，以上の症状のうち少なくとも1つ以上が存在すること．
②月経開始後4日以内に症状が解消し，13日目まで再発しない．
③症状が薬物療法やアルコール使用によるものでない．
④診療開始も3か月間にわたり症状が起きたことが確認できる．
⑤社会的または経済的能力に，明確な障害が認められる．</td></tr>
<tr><td>情緒的症状</td><td>・抑うつ
・怒りの爆発
・いらだち
・不安
・混乱
・社会からの引きこもり</td></tr>
</table>

出典：ACOG：Practice Bulletin Premenstrual Syndrome Comependium of Selected Publications. 2005; 707-713（Bulletin）

月経のある女性の約6割は、こうしたPMSの症状を自覚しているといわれます。だいたい思春期頃からはじまり、更年期がはじまる40代前半頃まで続くとされます。つまり、性成熟期の間、毎月定期的にこの不快な症状がやってくるわけです。

原因は、女性ホルモンです。といっても、何か異常が起こっているわけではありません。むしろ、正常に機能しているからこそ起こる症状です。

月経が女性ホルモンの分泌の波によって起こることは、すでにお話をした通りです。ざっくりいえば、月経開始から排卵までの2週間はエストロゲンが、排卵から次の月経までの2週間はプロゲステロンが多く分泌され、それぞれ卵胞期、黄体期と呼ばれます。ＰＭＳは黄体期の後半に出現することから、プロゲステロンの増加が関係していると考えられています。たとえば、プロゲステロンには水分を溜《た》め込む働きがあるため、むくみや便秘などの症状が出やすくなるのです。また、排卵後はエストロゲンの分泌量が低下するため、「ハッピー・ホルモン」と称されるセロトニンなどの脳内物質の働きが低下して、うつやマイナス思考になりやすいともいわれます。

ＰＭＳの症状は非常に多彩で１５０種類以上あるとされます。あらわれる症状や頻度には個人差があり、また同じ女性でも周期によって変化します。

もっとも一般的な症状は、イライラ、うつ、情緒不安定、不安感などの精神的な症状で、ＰＭＳに悩む女性の80〜90％が自覚しています。身体的な症状で多いのはお腹の張り、頭痛、乳房の張りや痛みです。また、約半数の人が胃腸障害を、約2割の人がホットフラッシュを経験しています。

なかには、精神的な症状が非常に強く、たとえば、感情を抑えきれなくなって人とぶつかってしまうとか、気分が落ち込んで人前に出られなくなるなど、社会生活に支障をきたす人もいます。このように精神的な症状が重い場合は、「月経前不快気分障害（ＰＭＤＤ）」と呼ばれ、精神科レベルの疾患として治療の対象になります。

ＰＭＳの症状は、たいてい月経の10～３日前の黄体期にあらわれ、次第に強くなり、月経がはじまるとともに減退して４日以内に消失するというのが、もっとも多いパターンです。重症の場合には、いきなり強い症状があらわれ、月経がはじまるまで続きます。

また、ＰＭＳのある人は重い月経痛を伴うことが少なくありません。ということは、月の約半分は月経関連の不調に悩まされながら過ごしているわけで、これでは、女性がいちばん輝くこの時期の生活の質が落ちてしまいます。

第1章でもお話ししましたが、**ＰＭＳは更年期障害とともに女性の活躍を著しく阻《はば》む原因となっています。**ところが、日本でのＰＭＳの認知度はまだあまり高くなく、月経前の不調がＰＭＳだと認識している人は、全体の約半数にとどまるという調査報告があります。また、約１８０万人が重い症状に苦しみながら治療を受けずにいるともいわれています。

あとの項目でお話ししますが、ＰＭＳの症状は治療で改善することができます。不快な症状を我慢しながら暮らすより、苦しいときは上手に薬を活用して快適に暮らしましょう。

子宮の病気が増えてくる

女性ホルモンの分泌がピークの状態にあるこの時期は、女性ホルモンの強固なサポートを受け、生活習慣病などさまざまな病気から守られています。

ですが、その一方で、女性ホルモンが活発に働く時期だからこそ、リスクの高まる症状や病気もあります。もっともポピュラーなのは、月経痛や月経前症候群です。毎月、毎月、月経のたびに体と心の不調に苦しんでいるという女性は少なくありません。

こうした不調に加え、**子宮筋腫《きんしゅ》や子宮内膜症、性交渉が発症要因となる子宮頸《けい》がんなど、婦人科系の病気のなかでも、とくに子宮の病気が増えてきます。**子宮の病気は今後の妊娠に障害を与える可能性もあるので注意が必要です。

なお、妊娠をすると、出産までは女性ホルモンが大量に分泌され、月経痛や月経前症候群からは解放されますが、出産後は一気に低下するため、精神的に不安定になったり、もともと弱かったところがダメージを受け、隠れていた病気の芽が大きくなることがあります。たとえば、もともと血圧が高めの人は妊娠高血圧症候群を、血糖値が高めの人は妊娠糖尿病を発症することがあります。

女性のライフステージと子宮内膜症

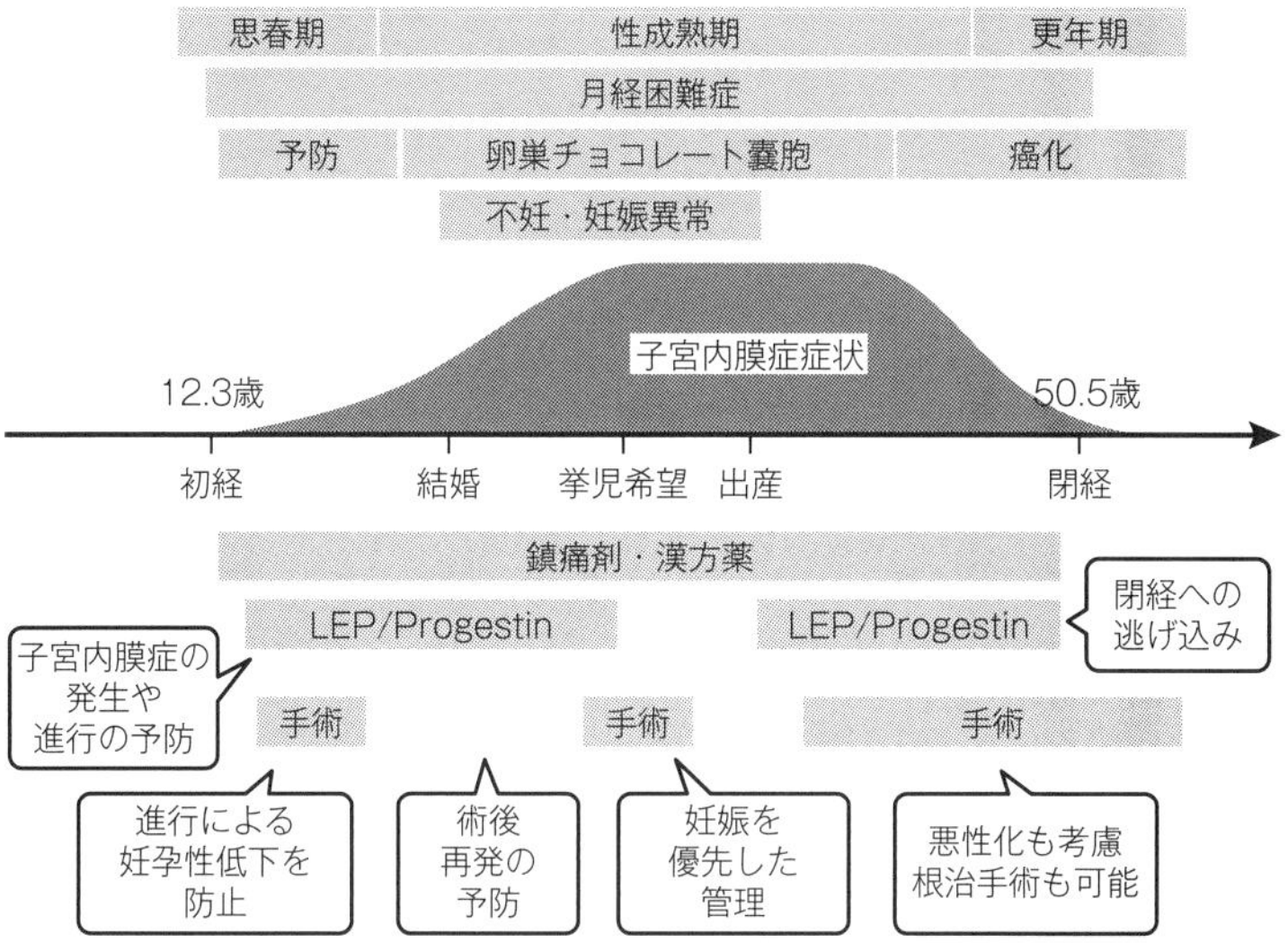

出典：「Progestin Insights」（No.2　2017　公益財団法人 日本産婦人科学会）

性成熟期になりやすい病気

子宮内膜症・チョコレート嚢胞

子宮の内側は子宮内膜という粘膜《ねんまく》で覆《おお》われていて、月経のたびに増殖したり、はがれ落ちたりを繰り返しています。本来なら子宮の内側にしかできないこの内膜組織が、何らかの理由で、卵巣や卵管、子宮筋層、腹膜など子宮内膜以外の場所にできるのが「子宮内膜症」です。

ほかの部位にできた内膜も、子宮内と同じように月経周期によって増殖《ぞうしょく》したりはがれ落ちたりします。つまり、子宮内膜以外の場所で月経が起こるわけです。ところが、子宮内ではがれた内膜は経血とともに子宮口を通って腟《ちつ》から体外に排出されますが、子宮内膜以外ではがれた内膜と血液とは行き場がなく、その場に溜《とど》まってしまいます。それがその付近の臓器と癒着《ゆちゃく》するなどして、さまざまなトラブルを引き起こすのです。たとえば、子宮は平滑筋《へいかつきん》という筋肉でできていますが、その筋肉層で発生すると子宮が腫《は》れて激痛が起こります。これを子宮腺筋症といいます。**生活に支障をきたすほどのひどい月経痛を「月経困難症」と呼びますが、20代、30代の女性の月経困難症の大きな原因の一つが子宮内膜症です。**

また、**患者の8割に見られるのが、卵巣内で子宮内膜症ができる「チョコレート嚢胞《のうほう》」です。**卵巣のなかが、チョコレート色をしたドロドロの古い血液でいっぱいになることからそう呼ばれます。基本的には良性ですが、大きくなると不妊の原因になったり、卵巣がんの原因になることもあります。

子宮内膜症の発症の原因はよくわかっていませんが、経血を排出するときの子宮の収縮が強いと、その反動で経血が逆流するのではないかとの説があり、もともと月経痛のひどい人は将来的に発症しやすいといわれています。

月経のある限り症状は進行します。妊娠・出産やがんのリスクにも関わる病気ですから、痛みのひどいときは我慢をしないで、早めに婦人科を受診しましょう。

内膜症が小さいうちなら、エストロゲンとプロゲステロンの合剤（ＬＥＰ剤）を使う低用量ホルモン療法や、黄体ホルモンのみを投与する黄体ホルモン療法によって治療が可能です。進行して、卵巣や卵管が癒着《ゆちゃく》し不妊の原因になっている場合や、チョコレート嚢胞が５～６㎝以上に肥大して破裂したり、がん化したりする恐れのある場合には、手術が必要になります。

閉経すると、子宮内膜症の進行も止まります。

子宮筋腫

わかりやすくいえば、子宮の筋肉層にできたこぶ状の良性腫瘍が、エストロゲンをエサにして大きくなったもの。**月経がある女性の３～４人に１人が持っているといわれるほど婦人科の病気としてはポピュラーです。**

小さいうちは無症状ですし、見つかったとしても経過観察で、とくに治療もしません。ですが、大きくなるとさまざまな症状があらわれてきます。できる場所によって、過多月経や貧血、月経痛を悪化させたり、頻尿や便秘を招いたり、不妊の原因になることもあります。

たとえば、経血やおりものの量が増えてきたとか、血の塊《かたまり》のようなものが出るようになったとか、月経の期間が長くなったなど、何かしら月経の異常を感じたら、婦人科で診《み》てもらったほうがいいでしょう。

子宮筋腫は超音波検査などでわかります。貧血や重い月経痛などで生活に支障をきたしている場合や、筋腫が肥大して周りの臓器を圧迫していたり、不妊のリスクにつながりそうな場合には、低用量ピルでエストロゲンを抑えるか、腹腔鏡手術や開腹手術によって摘出することもあります。

エストロゲンの分泌が低下してくる50代になると、筋腫も小さくなりますが、消失はしません。

子宮頸がん

子宮がんには、子宮内膜にできる「子宮体がん」と、子宮の入り口にできる「子宮頸がん」とがあり、日本人に多いのがこの子宮頸がんです。20代から増えはじめて30代になると急増し年間約1万人が発症しています。

原因のほとんどはヒトパピローマウイルス（ＨＰＶ）で、性交渉によって感染します。性交渉の経験のある女性の８割が一度は感染するといわれますが、ほとんどの場合、自己免疫力によって排除されます。

しかし、排除されないと、ウイルスは数年から10年間かけて、子宮頸部の上皮細胞に潜《せん》伏《ぷく》して細胞をキズつけます。キズついた細胞はやがて悪性化し、がんとなって発症します。

子宮頸がんは、頸部の上皮内にとどまっている初期の段階で発見すれば、その部分だけを切除する方法で１００％治癒《ちゆ》します。

しかし、進行すると子宮と卵巣とリンパ節をすべて切除することになったり、抗がん剤や放射線治療が必要になったりする場合があります。子宮を取ると出産できなくなりますし、卵巣を取ると女性ホルモンが出なくなるので若くても更年期のような症状が出やすくなります。場合によっては命を落とすこともあります。またリンパ節を取り除くと、リンパ液の排泄《はいせつ》が滞《とどこお》って、リンパ浮腫となり、脚がパンパンにむくんだりします。

どのような病気にもいえることですが、やはり早期発見・早期治療が大切です。ところが、子宮頸がんは初期には自覚症状がありません。そこで重要になってくるのが検診です。しかし、わが国の子宮頸がんの検診率は主要先進国の中で最も低く、検診率の向上が必要です。子宮頸がんの検査はとても簡単で、痛みもほとんどありません。子宮頸がんは、検診で見つけやすいがんですから、定期的に検診を受けることをおすすめします。

また、予防策として、世界120ヶ国以上で、子宮頸がんワクチンの接種が実施されており、日本でも2013年から定期接種化されています。

ステージ4　更年期　女性ホルモンに別れを告げる人生の節目

女性ホルモンの分泌のピークを過ぎ、女性ホルモンが減りはじめると、やってくるのが更年期です。更年期にはいる年齢は個人差がありますが、閉経をはさんだ前後10年間で、だいたい45~55歳ぐらいまでをいいます。

この時期は、長年にわたって女性の体を守り、女性らしさを支えてきた女性ホルモンの分泌が急激に低下して、月経不順になり、卵巣の機能が衰えてきます。思春期と同じくらい女性の体の大変動期です。そのため、わけもなくイライラしたり、体がだるくてやる気が起きなかったり、頭痛や肩こりがひどくなったり……と心身ともに不調があらわれやすくなります。

また、美の守り神でもある女性ホルモンが低下することで、シワやシミが一気に増えてきたり、髪にハリやコシがなくなり抜け毛が気になるようになってくるなど、見た目にも大きな変化があらわれるようになります。代謝が衰えてやせにくくなり、内臓脂肪がついて下腹ポッコリのオバサン体型になってきたりもします。

さらに、女性ホルモンによって守られていたさまざまな病気のリスクも高まります。40歳代までは男性の方が多かった高血圧や糖尿病なども、更年期以降は女性の発症が増え、高齢になると男女比が逆転します。骨粗しょう症も閉経後の女性に顕著《けんちょ》に多い疾患です。つまり、女性は、女性ホルモンの分泌が終わったことによって、大きな心身の変化に見舞われることになります。

そのようなつらい症状を思い浮かべ、「更年期」という言葉を聞いただけで不安になる人は少なくありません。また、女性としての役割が終わったととらえて落ち込み、諦《あきら》めの気持ちから急に老け込んでしまう人もいるようです。

ですが、平均寿命ののびた現在では、更年期はまだまだ人生の半ばです。母親としては子育てが一段落し、仕事をしている人は責任のある立場にいる大事な時期。老け込むには早すぎます。

そもそも、更年期の女性すべてが、不調に悩まされるわけではありません。月経痛に個

更年期障害はなぜ起こるのか？

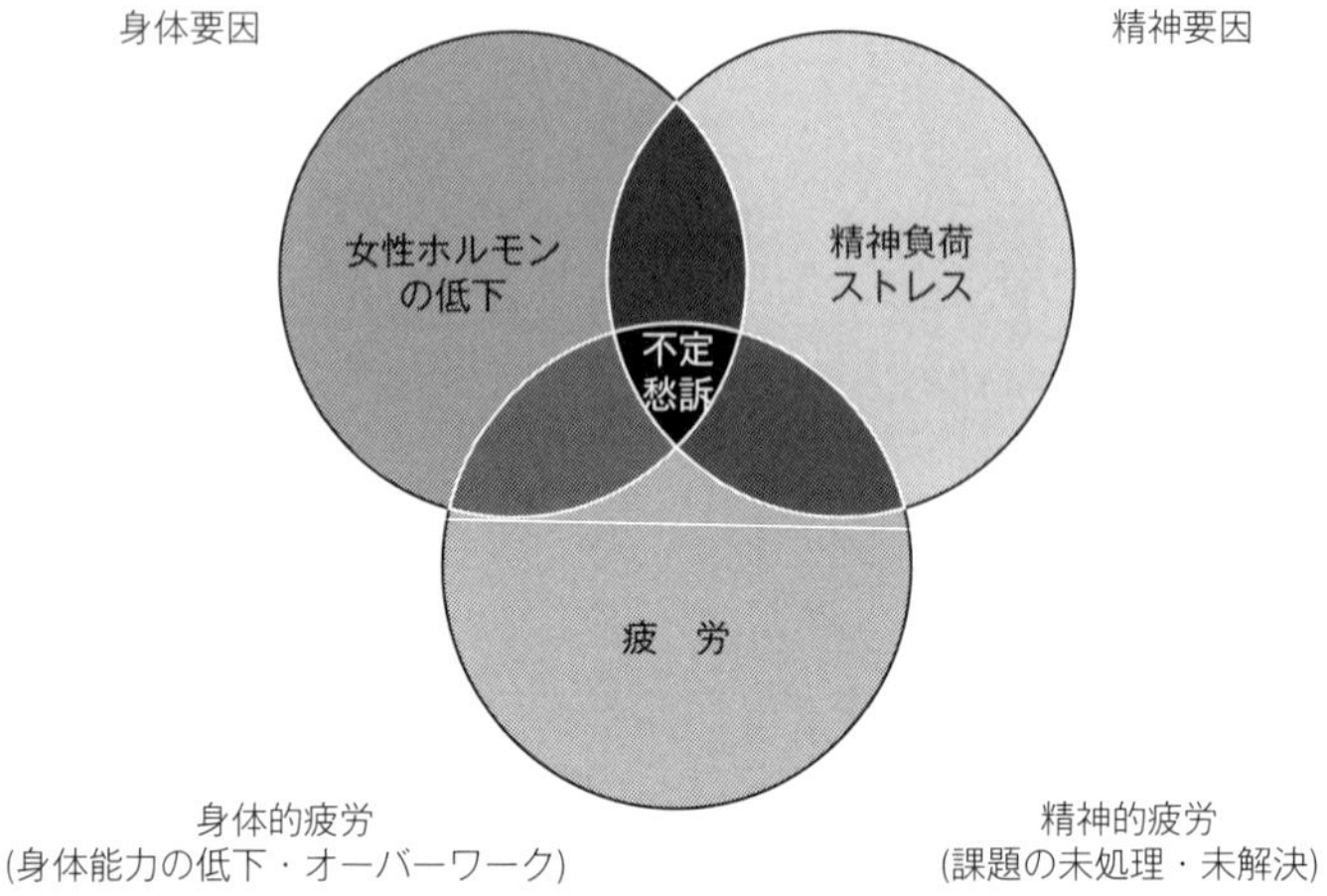

第3の要因として疲労（感）がある

自律神経失調症候群と不定愁訴症候群

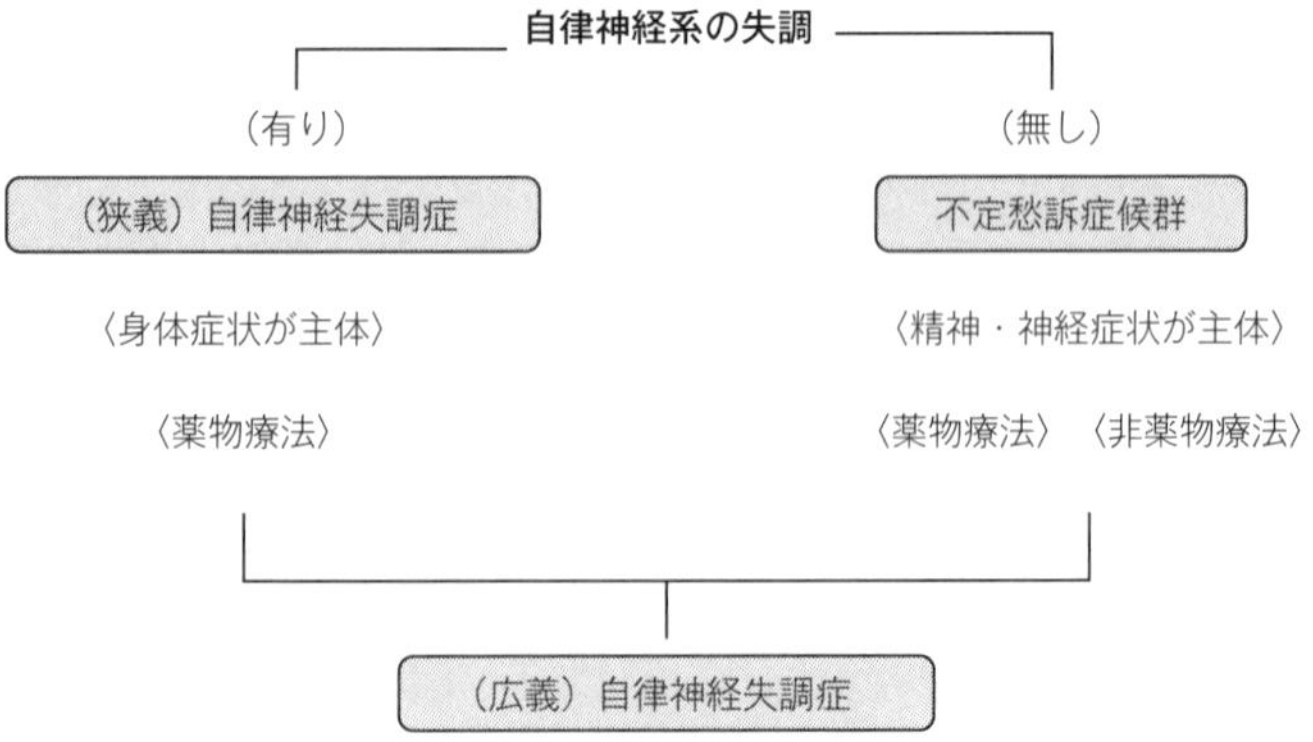

[更年期障害]

人差があるように、更年期の症状のあらわれかたも、人によって大きく異なります。重い症状に苦しむのは全体の２～３割といわれます。つまり、約８割の女性は、大したことがないままこの時期をやり過ごしているのです。なかには、症状が軽くてまったく気づかないうちに終わってしまう人もいます。それに、たとえ重い症状があっても、適切な治療を受けることで、ＱＯＬ（生活の質）を下げることなく乗り切ることができます。

更年期障害は幅広く捉えると、すべて（広義の）自律神経失調症です。しかし、自律神経系の失調が明確であれば、狭義の自律神経失調症で、明確でなければ不《ふ》定愁訴《ていしゅうそ》症候群といわれます。女性ホルモンのない状態に体が慣れてくると、更年期の症状は次第に消えていきます。

更年期が問題になるのは、生活に支障をきたすほど強い症状のあらわれる「更年期障害」の状態にもかかわらず、治療を受けず、放置してしまう人がいるからです。更年期の数年間を症状に振りまわされて過ごした人と、症状をコントロールしながら上手に過ごした人とでは、人生後半のＱＯＬにも大きな差の出ることがわかっています。

女性が更年期とそれに続く人生を楽しく、幸せに生きていくには、更年期から逃げないことです。それに、更年期は悪いことだけではありません。「更年期」という言葉にはネガティブなイメージを持つ人が多いものの、実際に閉経すると「解放された！」とポジティブな感想を持つ人が多いという調査結果もあります。

更年期は女性ならだれもが通る道であり、ずっと続くわけではなく必ず終わりがやってきます。ですから、正しい知識を持って、きちんと向き合いましょう。そうして、むやみに恐れず、また、つらい症状のあるときは我慢をしないで早めに治療を受け、適切に対応することが大切です。

女性ホルモン減少に伴うさまざまな不快症状

「もしかして更年期!?」

女性の多くがそのように感じるのは、月経不順からだといわれます。月経周期が乱れて、早くやってきたり、逆に、遅くなったりと、人によっていろいろです。月経の量にも変化があらわれ、出血量が増える人もいれば減る人もいます。また、あるとき突然、月経がなくなってしまうという人もいます。いずれにしても、40代半ばになって月経異常があらわれたら、そろそろ更年期に入ったと考えていいでしょう。そうして、心の準備をはじめることも大事です。

女性ホルモン(エストロゲン)低下の影響

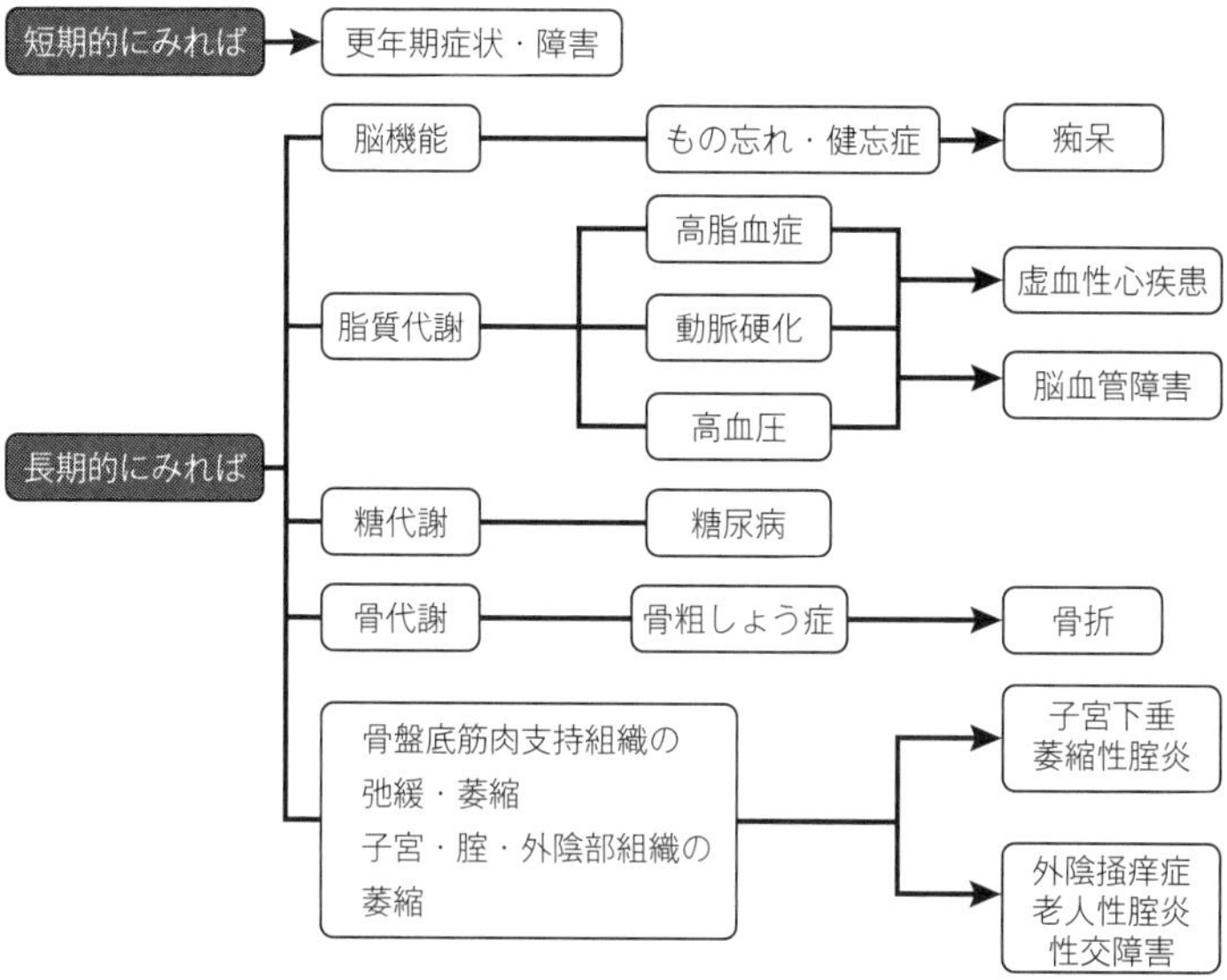

女性ならだれもが通る更年期。それに伴う不調はどのようにもたらされるのでしょうか。

更年期になると、卵巣の機能が低下して女性ホルモンの分泌が減少します。すると、ホルモンと自律神経は同じ脳の視床下部がコントロールしているため、自律神経の働きも乱れ、その結果、さまざまな心身の不調があらわれるようになります。そうした肉体的な変化に加えて、この時期には、たとえば、キャリアアップによる仕事の重圧や子どもの巣立ち、親の介護や死別など社会的な環境の変化が起こり、それに伴ってストレスも増えます。さらに、その人のもともとの体質や性格なども複雑にからんで、更年期特有の症状がもたらされると考えられています。

代表的な症状は、のぼせ・ほてり・発汗・抑うつ・不眠で、これらは「更年期の五大症状」と呼ばれます。そのほかにも、疲れやめまい、イライラ、肩こり、腰痛、冷え、もの忘れなど、あらわれる症状は多彩で１００種類以上あるともいわれます。

こうした更年期症状の特徴は、人によってあらわれる症状や、同じ症状でもそのあらわれかたに大きな違いのあること。また、同じ人でも、あらわれる症状は一定ではなく、同じ症状でも、日によってあるいは時間によって強さが違ったりすることです。たとえば、さっきまで顔がほてって大量の汗をかいていたのに、今は手足が冷えて仕方がないなど、不快な症状が次々とあらわれては消えたりと一定しません。そのため不定愁訴と呼ばれます。

また、必ずしも月経不順を伴うわけではないため、更年期の症状とは気づかず「なにか重大な病気かもしれない」と心配をして、症状に応じて受診をする「ドクターショッピング」になりやすいのも更年期症状の特徴の一つです。年齢からして思い当たる症状のある場合は、まずは婦人科を受診することをおすすめします。

ほとんどの人はセルフケアだけで乗り切れる

さらに、更年期の前半と後半、つまり閉経の前後で、強く感じる症状にも違いがあります。更年期の初期では、倦怠感《けんたいかん》や疲労感、頭痛や肩こりなどの不定愁訴と呼ばれる自覚症状や、イライラや気分の落ち込みなど精神的なつらさを強く感じる人が多く、更年期の後半になると、ほてりや発汗、動悸《どうき》、息切れ、冷えなど自律神経失調からくる症状を感じる人が増えるようです。

こうした症状はいつまで続くのでしょうか。**一般的に、症状のピークは閉経前後の2、3年で、そのあとは次第に軽減していく人が多いようです。**つまり、症状が出はじめてから終わるまでの期間は長くても5年前後と考えられています。

どんなに症状の強い人も必ず治ります。ですから、閉経して5年以上経っても症状が続いていたり、むしろ症状が悪化しているような場合には、何らかの病気の可能性がありますから、一度、病院で調べてもらいましょう。

さて、更年期症状が重いか軽いかは、個人差が大きいといいました。その理由は、更年期の症状は、身体的要因（その人のもともとの体質や、卵巣機能の低下によるエストロゲンの減少とそれに伴う自律神経の失調など）・環境的要因（その人の置かれた立場や家庭、人間関係など）・心理的要因（その人の性格やものごとの考え方など）の三つが、それぞれ複雑にからみあってあらわれるからです。

ですから、同じように女性ホルモンの影響を受けていても、ものごとを楽天的にとらえて前向きな考え方ができたり、家庭や職場での負担やストレスが軽減されるような環境があったりすれば、症状の悪化を防ぐことが可能になります。

また、**過労や生活習慣の乱れによって自律神経のバランスが崩れると、更年期の症状も悪化しやすくなるので、規則正しい生活を心がけることも大事です。**

食事では、納豆や豆腐など大豆製品を毎回の献立に加えましょう。大豆に含まれるポリフェノール「大豆イソフラボン」に更年期の症状を軽くする効果のあることは第２章でご紹介しました。大豆製品は一度にたくさん食べるより、たとえば、朝は豆乳、昼は納豆、夜はお豆腐の入ったお味噌汁というように、１日数回に分けてとるほうが効果があります。

また、毎日トマトジュースを飲むことで更年期症状が改善したというデータもあります。さらに、紫色をしたブドウの皮や種子に含まれるポリフェノールの一種プロアントシアニジンの摂取によって、ホットフラッシュやうつ、不眠の症状が軽減したとされる研究報告もあります。食が細いとか好き嫌いがあるなどして、こうした食品をたくさんとるのが難しいという人は、サプリメントを利用するのも一つの方法です。

大豆イソフラボンの働きの元になっている第2章でもお話ししたエクオールのサプリメントは更年期女性の強い味方になるでしょう。

多少の症状はあっても生活に支障がなく暮らしている人なら、こうした生活改善や日常生活の工夫によって、十分にこの時期を乗り越えていけます。ですが、寝込んだり、人前に出るのをためらったりするほど強い症状のある人は、我慢をせず、婦人科医に相談をして適切な治療を受けましょう。

閉経の訪れも人それぞれ

医学的には、40歳以上で1年以上月経がないと閉経とみなされます。閉経の迎え方も人それぞれで、順調だった月経がある日パタッとこなくなるケースもあれば、閉経の数年前から月経に変化が生じ、月経の間隔がだんだん間遠になってやがてこなくなるというケースもあります。

閉経を迎える年齢には個人差がありますが、さまざまな調査によると、50歳前後で閉経を迎えるのが平均のようです。日本人女性の閉経年数の中央値は50・５４歳と十数年いわれていましたが、２０１２年の調査研究で52・1歳となり、閉経年数は伸びています。閉

閉経への移行形態

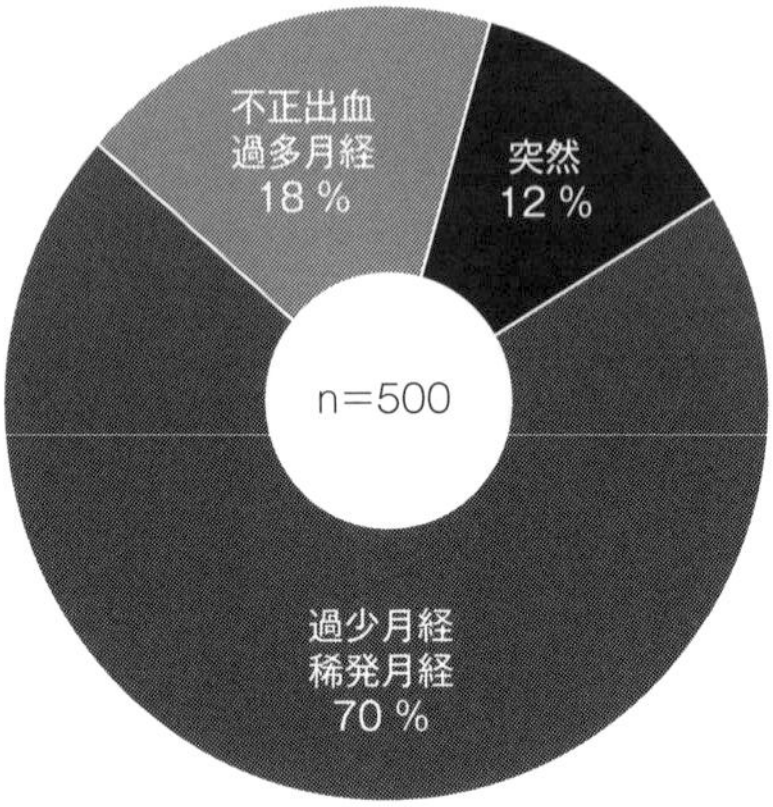

出典：Seltzer VL et al J AM Med Women Assoc 1990

閉経前の月経の変化と出血

頻発月経
稀発月経

更年期出血　＝　不正出血　＝　機能性出血

無月経　＝　閉経

器質性出血：子宮内膜がん
子宮内膜増殖症
子宮内膜ポリープ
子宮粘膜下筋腫

経の前に起こる月経不順は、体の自然な変化ですから、とくに心配することもなければ、治療の必要もありません。

ただ、更年期の月経不順では、くるはずのときにこず、やっときても少量だったのが、ある日突然、衣服が汚れてしまうほど大量に出血して慌《あわ》ててしまう……というように、予期せぬ不正出血に困る女性も多いようです。女性ホルモンの分泌が減ると、子宮内膜が十分に厚くならないため、はがれ落ちないまま数ヶ月経過することになります。そうして、徐々に溜まった子宮内膜が、ある日、一気にはがれて、突然の大量出血を起こすのです。40代以降の月経が不正出血かわからない時や月経が８日以上続く場合には、子宮内膜の細胞診検査で、悪性のものではないことをチェックしておく必要があります。

40代以降の月経不順には、女性ホルモンのプロゲステロンだけを10～14日間服用する「ホルムストローム療法」が適しています。生活に支障があるほど困っているという人は、かかりつけ医や婦人科医に相談してみるといいでしょう。

また、40歳前に月経が不順になった場合も、婦人科を受診することをおすすめします。子宮筋腫などの病気が隠れている可能性もありますし、そのまま閉経してしまう可能性もあります。医学的には43歳未満の閉経を「早発閉経」と呼びます。女性ホルモンが早く減少することから、平均より早い段階から老化がはじまり、骨粗しょう症や認知症のリスクが高まります。不足した女性ホルモンを一定期間補充する治療によって、こうした病気や早老化のリスクを下げることができます。

更年期の二大治療

更年期の女性の約8割は、さほど困ることもなくこの時期をやり過ごしていますが、残り2割の人は生活に支障をきたすほどつらい症状に悩んでいるとされます。そのように重い更年期障害は治療によって改善することができます。我慢をせず治療を受けて、快適な生活をとり戻しましょう。

更年期障害の主な治療法は、「ホルモン補充療法（ＨＲＴ）」と「漢方療法」です。

① ホルモン補充療法

現在、更年期障害のもっとも有効な治療法として注目を集めているのがホルモン補充療法です。

これは、卵巣機能の低下に伴って急減する女性ホルモンを、飲み薬や注射、腟座薬、パッチ剤などによって外部からホルモンを少しずつ補うことでホルモンの減少をなだらかにし、体が徐々に慣れていけるようにする治療法です。

更年期の症状は多彩なため、一つひとつの症状ごとに薬で治療をしようとすると、何種類もの薬が必要になります。しかし、ホルモン補充療法なら、これらの症状を引き起こしている大元の原因である女性ホルモンの減少を補うため、この治療法一つで効果を得られます。

また、即効性があり、のぼせやほてり、急な発汗、頭痛などにはよく効きます。早い人なら使いはじめて数日で効果があります。３ヶ月前後の治療によって約８割の人に効果があらわれたというデータもあります。うつや不眠など精神的な症状に対する効果も報告されています。

ホルモン補充療法のメリットはこれだけではありません。更年期のつらい症状を改善する以外にも、骨粗しょう症や動脈硬化などホルモンが減ったことで起こりやすい生活習慣病などの病気を予防する効果や、肌のハリを保ってシワを減らしたり、脳の認知機能を維持するなど、体全体の老化を緩和させるアンチエイジング効果なども報告されています。

日本では、ホルモン剤を投与することに対する抵抗感が根強くあるようですが、ホルモン補充療法の研究が進み、安全でより効果の高い治療法として世界的に認められています。日本でホルモン補充療法を受けているのは更年期女性の2％程度ですが、欧米では約40％、オーストラリアでは約65％の人が更年期障害の治療法として選択しています。

症状がつらくてホルモン補充療法を受けてみたいと思う人は、更年期外来のある大学病院や総合病院、更年期医療に力を入れている産婦人科を探して、受診してみてください。問診や検査の結果から医師が適当だと判断すると、治療を受けられます。ただし、肝機能の悪い人や血栓症、生活習慣病のある人は治療の対象外です。子宮体がんや乳がんの経験者は、ホルモンを補充すると病気の悪化や再発のリスクが高まるため、術後5年は使用を見合わせることが多いようです。また、60歳以上の人や閉経後10年以上経っている人は、心血管イベントや乳がんのリスクが高まるとの報告があり、基本的に受けることはできません。

② 漢方治療

更年期障害の漢方治療—症状による選択

A. 身体的症状からみた選択		
のぼせ・ホットフラッシュ	→	加味逍遙散・女神散・桂枝茯苓丸・桃核承気湯・温経湯・黄連解毒湯
異常発汗	→	加味逍遙散・柴胡桂枝乾姜湯・防已黄耆湯
動悸	→	柴胡加竜骨牡蛎湯・柴胡桂枝乾姜湯・桂枝加竜骨牡蛎湯
頭痛	→	桃核承気湯・桂枝茯苓丸・釣藤散・半夏白朮天麻湯
めまい	→	女神散・釣藤散・半夏白朮天麻湯
冷え・貧血	→	当帰芍薬散・温経湯・真武湯

B. 精神神経症状からみた選択		
不定愁訴症候群	→	加味逍遙散・女神散・柴胡加竜骨牡蛎湯・抑肝散・桂枝加竜骨牡蛎湯・加味帰脾湯
抑うつ気分・咽喉異物感	→	加味逍遙散・半夏厚朴湯・柴朴湯・柴胡加竜骨牡蛎湯・帰脾湯

※症状による選択には限界もあることを留意が必要である。
体質や体格で虚実の評価を考慮する必要がある。


西洋の薬が特定の症状に効果を発揮するのに対して、**漢方薬は全身の状態を整え、体が本来持っている調整力を高める働きをします。**

たとえば、疲れやすさやだるさ、肩こり、頭痛、冷え、不眠、めまい、動悸など原因のはっきりしない不定愁訴に漢方薬はよく効きます。また、イライラや不安、うつなど精神的な症状にも効果があります。

更年期の症状で多いのも、疲労感や倦怠感、うつ、不眠、めまい、イライラ、肩こり、冷えなどです。しかも、症状があるのに検査を受けるとこれといった異常が見つからないことがよくあります。

このように、**更年期特有の症状や特徴は、まさに漢方薬の得意とするところです。**漢方治療は、ホルモン補充療法では改善しないような「なんとなく不調」という更年期の症状に、素晴らしい効果を発揮します。ホルモン補充療法をできない人にとっては強い味方ですし、ホルモン補充療法との併用をする場合もよくあります。

更年期によく使われる代表的な漢方薬は「当帰芍薬散《とうきしゃくやくさん》」「加味逍遙散《かみしょうようさん》」「桂枝茯苓丸《けいしぶくりょうがん》」です。いずれも、更年期の月経不順や不定愁訴に効果があります。このほかにも、手足は冷えるのに顔がほてる「冷えのぼせ」には「桃核承気湯《とうかくじょうきとう》」、多汗には「防已《ぼうい》黄耆《おうぎ》湯《とう》」、イライラするときには「抑肝散《よくかんさん》」などが、よく処方されます。

漢方薬は市販でも手に入りますが、その人の体質や症状に合わせて選ぶことが大切です。素人判断はせず、婦人科や内科の医師や、漢方専門医に相談をしてきちんと処方を受けることをおすすめします。

更年期になりやすい病気

高血圧

「若い頃は低血圧だったのに、40歳を過ぎたら血圧が高くなってきた」

このように感じる女性は多いものです。実は、女性は更年期を境に、血圧が高くなりやすいのです。少し高めという人も含めると、40代の約４人に１人、50代ではおよそ２人に１人が高血圧です。

エストロゲンには、血管を広げる作用や、脂質や糖の代謝をアップして血液をサラサラにする作用などがあります。そのため、女性ホルモンが十分に分泌されている間は、女性はエストロゲンに守られて血圧が上がりにくいのです。

しかし、40代になって女性ホルモンの分泌が減少しはじめると、エストロゲンの守りが弱くなり、血管の柔軟性が低下して、血圧が上昇してきます。**じわじわと血圧が上がる人もいれば、急に血圧が高くなる人もいます。とくに、後者のタイプを「更年期高血圧」と呼びます。**このタイプは、血圧がパーンと上がってはまた下がるを繰り返し、血圧が乱高下することもよくあります。

また、妊娠中に血圧が高かったり、尿にたんぱくや糖が出た人は、更年期以降、血圧が高くなりやすいこともわかっています。

更年期高血圧の血圧の乱高下は、更年期が終われば落ち着いてきます。ですが、そのまま高止まりして慢性的な高血圧症になってしまう人が少なくありません。血圧の高い状態を放置しておくと、脳卒中や心筋梗塞《こうそく》など重大な疾患につながりかねません。

更年期には血圧管理も大事です。血圧が上がる要因には、加齢もありますが、喫煙や睡眠不足、塩分の多い食事、運動不足など生活習慣によるところも大きいのです。日頃から、塩分控えめでバランスの良い食事をとり、適度な運動をして、十分な睡眠をとるなど、規則正しい生活を心がけましょう。そして、楽しいことを考えながら、ゆったりとした気持ちで暮らすことも大切です。

糖尿病

一般的に、女性は男性に比べてメタボになりにくく、また糖尿病にもかかりにくいとされています。ですが、更年期以降の女性には、糖尿病を発症する人が増えてきます。ここにも女性ホルモンが関与しています。

糖尿病は、なんらかの理由で血糖をコントロールしているインスリンの作用が悪くなり、慢性的な高血糖の状態が続くことで発症します。二つの女性ホルモンのうちエストロゲンには、インスリンの感受性を高めて糖の代謝を促し、血糖値が上がるのを防ぐとともに、コレステロールを抑制して内臓脂肪の蓄積《ちくせき》を抑制する働きがあります。このように、女性は女性ホルモンによって、糖尿病から守られています。

ところが、閉経を迎える更年期になると、エストロゲンの分泌が低下してくるため、インスリンの効きが悪くなって、高血糖になりやすいのです。また、内臓脂肪がつきやすくなり、内臓脂肪が増えるとインスリンの効きが悪くなるため、さらに血糖値が上がりやすくなってしまいます、加えて、加齢とともに基礎代謝が落ち、さらに運動習慣が低下することで、内臓脂肪はますますつきやすい状態です。

このように、更年期では、女性ホルモンの変化、基礎代謝の変化、更年期特有の症状などが重なり、糖尿病のリスクが高くなるのです。

糖尿病で怖いのは、全身の血管、とくに細い血管が障害されるため、足の指先が腐って壊死《えし》したり、途中失明したり、腎不全で透析を受けるようになったりと、深刻な合併症を引き起こすことです。さらに近年、糖尿病では骨密度が保たれているのに、ＡＧＥの骨への蓄積のため、糖尿病でない人よりも約２倍骨折リスクがあることも明らかとなり、糖尿病による骨折は、四つ目の合併症として注目されています。

そして、女性の糖尿病患者が、心筋梗塞や脳血管障害など大きな血管の合併症を起こした場合、男性よりも重症化し、予後も悪いことがわかっています。さらに、糖尿病によって、アルツハイマー病やがんなどのリスクも上昇し、元気に余生を過ごせる寿命「健康寿命」が約15年も短くなるというデータもあります。

更年期には、糖質や脂質の摂取を控《ひか》え、カロリーの取り過ぎに注意しながら、バランスの良い食事を心がけましょう、また、散歩やストレッチ、ラジオ体操のような軽い運動を日課にして、こまめに体を動かすことも大切です。

減少した女性ホルモンを補うホルモン補充療法も、糖尿病に有効です。血糖値を正常化させることで糖尿病のリスクを下げたり、糖尿病の発症そのものを抑えたりする効果のあることが報告されています。

ステージ5　高齢期　攻めの健康対策で、老化をゆるやかにして、格好よく年をとる

閉経を迎え、更年期が完全に終了すると、心も体も安定する時期に入ります。子育てから解放され、会社員ならそろそろ定年を迎えるなど、一線を退く時期でもあります。

これまでは忙しくてできなかったことをはじめたり、趣味をより極《きわ》めたり、長旅をして

みたり——本当にやりたいことを、なんの気がねもなくやれるようになるのは、ここからです。

ただ、加齢と、卵巣の機能が役目を終えて女性ホルモンの分泌がなくなったことによって、体のあらゆる部分が退行していきます。とくにこの年代の女性が気をつけなくてはいけないのが、骨がもろくなる**「骨粗しょう症」**と、生活習慣病などの要因となる**「メタボリックシンドローム」**、骨や関節、筋肉などが衰えて寝たきりや介護の要因となる**「ロコモティブシンドローム」**です。

さらに近年では、筋肉量が減少することでロコモにつながる「サルコペニア」と、そこに肥満症が合体した「サルコペニア肥満」が危惧されています。また、中高年層の女性の多くが人知れず悩んでいる症状として「過《か》活《かつ》動《どう》膀《ぼう》胱《こう》」があります。

これらの症状や病気はいずれも生活の質に大きな影響を及ぼします。

日本女性の平均寿命は87・１４歳（２０１７年現在）。更年期が終了するのはだいたい55歳頃ですから、そこからざっと計算しても、第二の人生は約30年以上あります。この30年を充実して快適に生きるには、やはり健康であることが欠かせません。

ところが、女性が日常生活に支障なく過ごせる直近の「健康寿命」は、74・21歳（2013年）。つまり、残りの約12・4年間は、介護を受けながら過ごす可能性が高いのです。

健康寿命を少しでものばすには、メタボやロコモを意識した予防的生活を心がけ、検診を受けるなど定期的に健康チェックをし、早め早めの対策を立てることが大切です。繰り返しますが、老化は止められませんが、そのスピードをゆるめることは可能です。よりゆるやかな老化になるように、健康意識を高めていきましょう。

第4章
カラダの変調との上手な付き合い方

女性がいきいきと輝いて生きていくには、女性特有の心身の変化や病気の知識を持っていることが不可欠です。

ここでは、学校できちんと教わる機会がなく、そうかといって、人にも聞きづらいような月経にまつわる症状や病気をまとめてご紹介します。

たとえば、

「自分の月経は多いのかな、それともこのぐらいは当たり前かしら」

「妊娠もしてないのに月経がこない」

「セックスははじめてじゃないのに出血した」

このような人と比べたり気安く相談したりできないために、これまでひとりで悶々《もんもん》と悩んでいたことも、一気に解消できるでしょう。

また、男性より女性に好発することの多い病気もご紹介します。知識があれば、予防措置をとることもできますし、万が一、症状が出たときにも、早い段階で気づいて病院を受診し、早期発見・早期治療につなげることができます。そのために必要な知識を手に入れることは、攻めの健康法の第一歩です。その先に、いつまでも若々しくキレイで健康なあなたがいるのです。

月経に関する悩み

月経不順の種類

一般的に月経周期は約28日といわれますが、個人差があり25～38日は正常範囲とされます。ですから、前の月経から1ヶ月を過ぎても次の月経がこないからといって、すぐに心配することはありません。

しかし、正常範囲より長くなると「稀《き》発《はつ》月経」、逆に、短くなってひと月に２回も３回も月経がくる場合には「頻《ひん》発《ぱつ》月経」と呼ばれます。

また、月経の期間は３～７日間が通常で、それより短いと「過《か》短《たん》月経」、長いと「過長《かちょう》月経」と呼ばれます。

このような月経異常を起こしている場合は、ホルモン機能が乱れていて、排卵がスムーズでなかったり、排卵がなかったりということがあります。無月経の状態を長く放置すると、月経を回復するのが難しくなります。

また、月経には不要になった子宮内膜とともに菌やウイルスを排出する大掃除の役目もあります。月経がないと、菌やウイルスが増殖《ぞうしょく》して感染症を発症したり、異常な細胞が生まれて子宮体がんを発症することもあります。

さらに、無月経は女性ホルモンがきちんと機能していない状態です。長引くと骨粗しょう症や動脈硬化のリスクも高くなります。

「生理がこないとラクチン」と思う人もいるかもしれませんが、後で後悔することになりかねません。月経異常や体調がすぐれない状態が続くときは、早めに婦人科を受診しましょう。ホルモン療法などで早めに手を打てば、月経を正常に戻すことができます。

月経周期が24日以内「頻発月経」
月経周期が39日以上「稀発月経」
生理期間が1～2日「過短月経」
生理が8日以上続く「過長月経」

月経痛（生理痛）と月経困難症の原因と対処法

月経がはじまると、お腹がジリジリ痛んだり、腰が重くなったり、頭痛がしたり……ほとんどの女性が月経中に経験する不快な症状を、まとめて月経痛（生理痛）と呼びます。**月経痛は、子宮内膜がはがれるときに、内膜からプロスタグランジンという物質が分泌されることで起こります。**プロスタグランジンには、子宮を収縮させて月経血をスムーズに外に排出する働きがありますが、同時に、痛みも引き起こします。

このように、月経痛は月経に伴って起きる生理的なもので、決して、異常ではありません。なかには月経痛を感じない人もいますし、多少の痛みがあっても、市販の痛みどめ（鎮痛剤）を1日ぐらい服用すればやり過ごせるという程度なら、心配することはありません。「なるべく薬は飲みたくない」といって月経痛を我慢する人もいますが、月経痛は子宮内膜症を誘発することがわかっています。ですから、痛みを我慢して頑張るより、薬を飲んでラクになったほうが、体にはずっといいのです。**しかし、1回の月経で鎮痛剤を10錠以上服用していたり、鎮痛薬を飲んでいるにもかかわらず「ちっとも効かない」というのであれば、それはもう単なる月経痛ではありません。**病的な痛みです。家事や仕事ができないほどの激しい痛みや吐き気などに襲《おそ》われ、月経のたびに寝込んでしまうなど生活に支障がでている場合は、「月経困難症」と呼ばれ、治療の対象になります。月経痛のある人の25〜35％程度は月経困難症といわれます。

月経困難症は、病気が原因で起こる「器質性（二次性）月経困難症」と、とくに病気があるわけではないのに起こる「機能性（原発性）月経困難症」との二つに分けられます。

器質性月経困難症は、初経から数年経ってから多くみられるようになります。原因となる疾患《しっかん》として、子宮内膜症、子宮腺筋症《せんきんしょう》、子宮筋腫《きんしゅ》などがありますが、もっとも多いのは子宮内膜症です。かつては30代の女性に多くみられましたが、近年では、20代女性の月経困難症のもっとも多い原因の一つになっています。昔は子だくさんの家庭が多く、女性が**妊娠している期間が長かったため一生の月経回数は100回程度でした。**

しかし、ライフスタイルの大きく変化した現代では、女性の月経回数も400回ぐらい**に増えているとされ、それだけ子宮内膜症など月経に関連するトラブルも増えているのです。**

20代、30代になって、今までなかったような月経痛に急に見舞われるようになったり、月経のたびに痛みが強くなるようになったら、要注意です。また、月経前1〜2週間から症状が出はじめ、月経が終わっても数日間続くなど、痛みが長引くのも特徴です。

機能性月経困難症と器質性月経困難症の特徴

	機能性月経困難症	器質性月経困難症
発症時期	初経3年以内	初経から5年以上後
後発年齢	15～25歳	30歳以上
加齢に伴う変化	加齢とともに改善	徐々に悪化
結婚後	改　善	不　変
分娩後	改　善	不　変
内診所見	器質的疾患なし	子宮内膜症，子宮腺筋症など
症状の起こる時期	月経中	月経中，悪化すると他の時期にも起こる
症状の性状	痙攣性，周期性	持続性の鈍痛
症状の持続	4～48時間	1～5日間

出典：『女性医学ガイドブック　思春期・性成熟期編　2016年版』（金原出版）

器質性月経困難症の原因疾患

■器質性（続発性）月経困難症

・子宮内膜症

・子宮筋腫

・子宮腺筋症

・子宮内病変：子宮奇形・子宮頸管狭窄・ＩＵＤ（リング）挿入・内膜ポリープ・子宮内感染・Asherman症候群・子宮頸管炎・子宮頸管腫瘍

・子宮外病変：骨盤内炎症（クラミジア感染など）・骨盤内癒着・卵巣腫瘍

・骨盤内うっ血症候群

出典：『女性医学ガイドブック　思春期・性成熟期編　2016年版』（金原出版）

治療は、超音波検査などによって原因となっている病気を特定し、その病気の治療を行います。まず、薬物による治療を行い、それでも月経困難症が続く場合には、手術を行うこともあります。

もう一方の、機能性月経困難症は、初経から1〜2年以内に発症するのが特徴です。おもな原因は、プロスタグランジンの分泌量が多く、子宮が陣痛のときのような強い収縮を起こすために、ひどい痛みが起こることだと考えられています。また、思春期のような子宮発育不全や、子宮の過度の前屈・後屈、さらには精神的なストレスによる自律神経の失調によっても起こることがあります。

症状は月経のはじまる数時間前または直後から出て、2〜3日続きます。医師が検査などによって器質的な疾患がなく機能性月経困難症であると診断すると、子宮の収縮を抑える薬や鎮痛剤、ホルモン剤などを処方するなどして痛みを軽くする治療を行います。

また、機能性月経困難症は、「月経がイヤ」「毎月来るのが本当にゆううつ」などと月経に対して神経過敏になることで、自ら症状を重くしていることがあります。月経があるということは、女性ホルモンの恩恵をしっかりと受けられているという証《あかし》でもあります。ですから、マイナスイメージばかりを膨《ふく》らませず、月経と上手に付き合っていきましょう。

とくに、月経中はなるべくリラックスして過ごすよう心がけて。適度な運動や入浴は、血行を良くして不快な症状を和《やわ》らげますし、気分転換にもなるのでおすすめです。

機能性（原発性）月経困難症の三つの治療法

薬物療法は主に三つです。

一つは、非ステロイド性抗炎症薬です。プロスタグランジンの合成を阻害することで痛みを抑えます。症状のある人の約８割に有効といわれます。「そろそろ痛くなりそうだな」というタイミングで飲むことで痛みをコントロールできます。

二つめは、エストロゲンとプロゲステロンの配合薬（ＬＥＰ剤）を使う低用量ホルモン療法です。排卵を抑制することで、子宮内膜が厚くなるのを抑え、プロスタグランジンの分泌を減らし、子宮の収縮と痛みを軽減します。

日本では、かつて低用量ピルが避妊薬としてはじめて認可されたことから、ある程度の年齢を重ねた女性には使用に抵抗を感じる人も多いようです。そうした先入観のない10代の若い世代では、月経痛のある２人に１人が低用量ピルで痛みをコントロールするようになってきました。とはいえ、それでも月経困難症と診断された女性全体の３～４％にとどまります。まれに血栓症を発症することがありますが、その効果は高く、フランスでは43・8%、ドイツでは52・6%の人が治療法として選択しています。日本でも治療を受けた人の90%に効果が認められており、鎮痛剤であるプロスタグランジン合成阻害剤の効かない人は、試してみる価値があるといえるでしょう。

三つめは、漢方薬です。強い副作用の心配がないことから、希望する女性が多いようです。

漢方医学的に、月経痛は骨盤に血液が余計に集まってうっ血した状態にあたり、血流改善が有効とされます。**よく処方されるのは、「当帰芍薬散《とうきしゃくやくさん》」「加味逍遙散《かみしょうようさん》」「桂枝茯苓丸《けいしぶくりょうがん》」の三つです。**その人の体格や証《しょう》、訴えている症状によって使い分けられますが、この三つの漢方薬をランダムに使用しただけでも約6割の人の症状が改善したとの報告があります。また、当帰芍薬散はカナダの月経困難症ガイドラインでも、その有効性が取り上げられています。

繰り返しになりますが、漢方薬は証の見極めが難しいので、自己判断での服用はよくありません。専門医にきちんと診てもらって適切な薬を処方してもらいましょう。

〈月経痛に対する漢方三大処方〉

・当帰芍薬散：筋肉が軟弱で、疲れやすく、足腰が冷えやすい人の月経困難症
・加味逍遙散：体質虚弱な女性で、肩がこり、疲れやすく、不安などの精神神経症状を伴う月経困難症
・桂枝茯苓丸：体格のしっかりした赤ら顔で、腹部は充実し、下腹部に抵抗のある人。いわゆる実証タイプの人の月経困難症

月経血の量が多い場合・少ない場合

自分の経血量は多いのか、少ないのか。
人と比べることができず、また、計ることも難しいため、不安を感じている人も少なからずいるようです。月経のある女性の2割は「月経血の量が多過ぎるのでは」と感じているとの報告もあります。**一般的に貧血でなければ月経血の量が多過ぎることはないはずです。**

月経血の量は個人差があり、正常な1周期の経血量は20～１４０mlで、平均は50～60mlとされます。20mlより少ないと「過少月経」、反対に、１４０mlより多いと「過多月経」

と呼ばれます。

たとえば、昼なのに夜用のナプキンを使う日が３日以上ある、普通のナプキンでは1時間もたない、ドロッとしたレバー状の大きな塊《かたまり》が血に混じっている……これらは過多月経の典型的なケースです。また、めまいや立ちくらみがする場合も、経血量が多過ぎて貧血状態になっている可能性があります。

過多月経は、思春期のまだ子宮の機能が十分に発達していないときや、更年期になってホルモンのバランスが崩《くず》れてきたときによく見られる症状です。出血多量から慢性的な貧血になることがあります。たとえば、毎月２００㎖の経血量がある人は10年間で２万４０００㎖も出血していることになります。

また、25歳を過ぎてから過多月経になると、子宮筋腫や子宮内膜症が隠れている可能性があります。先ほどのケースに思い当たるという人は、一度、婦人科を受診して調べてもらったほうがいいでしょう。

過多月経とは反対に、多い日でも普通のナプキンを1枚か2枚しか使わないほど経血量の少ない場合は、過少月経の可能性があります。子宮の発育が十分でなかったり、卵巣ホルモンの分泌が正常でない場合によく見られます。

放っておくと、量がどんどん減って月経がこなくなってしまったり、月経があっても無排卵になることが多く、妊娠が難しくなることがあります。早めに婦人科を受診して適切な治療を受けることをおすすめします。

月経前症候群（ＰＭＳ）のセルフケアと治療法

まず大切なのは、生活改善です。食事の内容を見直し、適度な運動をして、規則正しい生活を心がけることで、ＰＭＳの症状はかなり改善されます。病院で行われる治療においても、生活指導が重視されています。

食事で気をつけたいのは、甘いものです。月経前はエストロゲンの分泌が減少するため、インスリンが不足して血糖値が下がり、イライラしたり、甘いものが食べたくなることがあります。ですが、甘いものをたくさん食べると血糖値が急激に上がり、その後、一気に下がるため、悪循環に陥《おちい》る可能性があります。甘いものは控《ひか》え、三度の食事をきちんととるようにしましょう。

また、第1章、第2章の「ＡＧＥ」の項目でもお話をしましたが、血糖値をゆっくり上げて安定させるには、ＧＩ値の高い食品を避《さ》け、ＧＩ値の低い食品をとることです。老化の原因物質であるＡＧＥの産生も抑えられるので、一石二鳥です。

刺激物のカフェインを含むコーヒーや紅茶、栄養ドリンクなどは避け、むくみやすい人は塩分の多いものやアルコール類も控えたほうがいいでしょう。

積極的にとりたいのは、「植物のエストロゲン」と呼ばれる大豆イソフラボンです。大豆イソフラボンの摂取によって頭痛や乳房の張りなどＰＭＳの症状が改善したとの報告があります。大豆イソフラボンは豆腐や納豆など大豆製品に多く含まれています。第２章の「見た目が若くなる九つの方法　その６」でご紹介したエクオールは、誰もが効果的に大豆イソフラボンを取り入れることができるので、おすすめです。

イライラや情緒不安定を和らげる作用のあるカルシウム・マグネシウム・ビタミンB_6、神経伝達物資の代謝に関与するビタミンＥなども、不足させないよう心がけてください。

適度な運動も、ＰＭＳの症状を和らげます。ＰＭＳのときは気持ちが鎮《しず》み、やる気も落ちるので、体を動かすのをおっくうに感じますが、運動をすることで、代謝がよくなり、気分転換にもなります。ストレッチやヨガなどで体をほぐすのもいいですし、近くの公園まで散歩をして新鮮な空気にふれるのも気持ちのいいものです。

また、毎日の症状を記録する「症状日誌」をつけることも推奨《すいしょう》されています。どのような症状がいつからあらわれ、どのくらいのつらさで、いつまで続いたかをメモするのです。月経２周～３周期分ほどチェックをすると、ＰＭＳのだいたいのパターンがつかめます。あらかじめ症状のつらい時期がわかっていれば、そこに重要な予定を入れないようにするなどの対策もとれますし、「そろそろくるな」とわかっているだけで、症状が緩和《かんわ》されることもあります。

生活改善だけでは軽減できないほどつらい症状のある場合は、我慢をせず婦人科医を受診して適切な治療を受けてください。

治療は大きくカウンセリング・生活指導・薬物療法に分けられます。薬物療法では、症状の軽い場合にはそれぞれの症状に応じた薬を処方する対症療法や漢方療法を、重い場合には根本治療としてホルモン剤や向精神薬などを使います。

対症療法として処方されることが多いのは、イライラや怒りなどに対する精神安定剤、頭痛や腹痛に対する鎮痛剤、むくみに対する利尿剤などです。

漢方薬でもっともポピュラーな処方は、月経困難症や更年期障害にも効果のある「加味《かみ》逍遙散《しょうようさん》」です。このほか、比較的体力があって便秘しやすく、月経不順や月経困難症のある人には「桃核承気湯《とうかくじょうきとう》」、冷え症で体力があまりなく、むくみや月経困難のある人には

「当帰芍薬散《とうきしゃくやくさん》」もよく処方されます。

根本治療の柱となるのはホルモン療法です。

基本的にはエストロゲンとプロゲステロンとが配合された低用量ピル（ＬＥＰ）を使います。

低用量ピルには、このほかにも、ドロスピレノンというタイプのプロゲステロンが入った「ヤーズ」という製剤があり、頭痛やむくみなどの身体症状だけでなく、イライラや情緒不安定などの精神症状に対しても有効性のあることが認められています。

ですが、海外ではＰＭＳ・ＰＭＤＤ（月経前不快気分障害）の治療薬として認可されているものの、日本では月経困難症の治療薬としてのみ承認されています。したがって、月経困難症を伴うＰＭＳの場合に限って、健康保険を使って治療することができます。

また、精神症状の強いＰＭＤＤに対しては、脳内伝達物質であるセロトニンをターゲットとするセロトニン再取り込み阻害薬（ＳＳＲＩ）という向精神薬が処方されます。

無月経の原因は過度のダイエットや精神的ストレス

無月経とは、わかりやすくいえば、妊娠をしていないのに生理がこないことです。これは、18歳になっても初経がこない、つまり生理そのものがない「原発性無月経」と、これまであった月経が3ヶ月以上止まったままの「続発性無月経」とがあります。

原発性無月経は、先天的に卵巣や性器に異常があるものと、子どもの頃の大病が原因となっているものとがあります。それぞれの原因によってきちんとした治療が必要なので、婦人科を訪れて医師の診断を受けてください。

後者の続発性無月経は、視床下部《ししょうかぶ》から卵巣への指令がうまく伝わらなくなることで生じることが多いようです。

主な原因としては、過度のダイエットや運動のし過ぎによる体重減少です。体に脂肪の蓄《たくわ》えがないうえに、栄養が十分に補給されないと、体は飢餓《きが》状態と判断して、内臓や脳に集中的にエネルギーを送って命を守ることを最優先します。そのため、女性ホルモンの分泌も行われなくなり、月経がストップしてしまいます。**女性の場合、体脂肪が15%を切ると約半数の人が、10%以下になるとほぼ全員が無月経になるといわれます。**過度な運動を強いられる女性アスリートに無月経の人が多いことはよく知られています。

また、仕事による過労や人間関係のトラブルなど精神的なストレスによっても、脳の命令系統に異常が生じます。その結果、卵巣の働きが低下して、月経が止まってしまうことがよくあります。

正常な月経周期を取り戻すには、生活を改善することが重要です。たとえば、無理なダイエットやハードな運動が原因なら、食事の内容や運動のメニューを見直し消費カロリーよりも摂取カロリーを多くすることで体重を戻すとか、過労が原因なら休養をとったり、ストレスの要因を排除するだけで月経が戻ることもあります。

生活の見直しだけで戻らない場合は、ホルモン剤によって卵巣を刺激し、月経を呼び戻す治療を行います。無月経の期間が長くなるほどホルモン治療が効きにくくなるので、月経が2周期続けてこないような場合は、すみやかに婦人科医に相談することをおすすめします。

不正出血は女性の6割が経験している

「月経の時期じゃないのに出血してあわててしまった」

このような経験をお持ちの方も少なからずいらっしゃると思います。月経とは関係なく性器から出血することを「不正出血」といい、女性の約6割が経験するといわれています。

また、**「月経がフルに8日以上ある」場合も不正出血となります。**

不正出血とひとくちにいっても、症状はさまざまです。月経のように大量出血が続くこともあれば、少量の出血が1回で終わることもあります。鮮血のこともあれば、薄いピンクだったり、ドス黒い赤だったり、おりものに血が混ざっていることもあります。人によっては下腹部痛や腰痛を伴うこともあります。

不正出血には、まったく心配のないものと、病気の心配があるものと、二つのパターンがあります。

「月経と月経のちょうど中間ぐらいの時期に、血が混じったおりものが出る」

これは、不正出血のもっとも一般的な症状です。なかには「生理が二度来た」と勘違いをしてしまう人もいるようですが、このような場合は不正出血と考えてまず間違いありません。**「排卵期出血」や「中間出血」とも呼ばれ、排卵時の急激なエストロゲンの減少によって起こります。**黄体が形成されれば出血は自然に止まるので、心配はありません。

はじめてのセックスのあとの出血も心配はありません。処女膜が裂傷《れっしょう》したことによる出血で、たいていはすぐ止まります。

また、更年期にも不正出血がよく起こります。エストロゲンの減少によって、子宮内膜がはがれ、出血してしまうことがあるのです。更年期の不正出血はいわば排卵の老化現象で、通常は心配ありません。しかし、40歳以降の不正出血は子宮体がんが増えて、50代は子宮体がんの好発年齢です。子宮体がんの可能性を否定するために、子宮体がん細胞診検査を受けておきましょう。

このように、不正出血の多くはとくに問題はありません。ですが、不正出血は、生殖器になんらかの病気があるときにも起こる症状です。たとえば、出血量が多いとか、いつまでも止まらないという場合は、子宮筋腫《きんしゅ》や子宮内膜ポリープ、子宮頸部《けいぶ》びらんができている可能性があります。同じように、はじめてではないセックスでの出血も、接触出血といって、子宮頸部や腟部にびらんやポリープができていることが考えられます。

子宮の入り口の頸管ポリープは99・9%が良性で、悪性であることはほとんどありません。1、2秒で外来でポリープを切除することも可能です。とくに、ひどい下腹部痛や腰痛を伴う場合は心配です。子宮頸がんや子宮体がんの可能性もあるので、早めに医師の診察を受けてください。

女性に多い症状・病気

偏頭痛――エストロゲンの低下により誘発される

「頭痛持ち」とよくいわれるように、頭痛に悩んでいる女性はたくさんいます。

ひとくちに頭痛といっても、脳血管障害などの病気が原因で起こる「二次性頭痛」（器質性頭痛）と、とくに異常のない「一次性頭痛」（機能性頭痛）とがあり、後者の一次性頭痛はさらに「偏頭痛《へんずつう》」と「緊張型頭痛（筋緊張性頭痛）」とに分けられます。このうち女性に多いのは偏頭痛です。

頭痛に関する調査によると、**日本人の約840万人に偏頭痛があり、その5人に4人は女性とされます。**このように偏頭痛はいわゆる「よくある病気」で、有病率の高い疾患の3番目に位置づけられています。また、女性の年代別でみると、20～40代がピークで、30代の女性の5人に1人が偏頭痛です。女性の30代は、月経による女性ホルモンのバランスの変化が大きいうえ、仕事や結婚、妊娠、出産、育児などライフスタイルが転換する時期でストレスがかかりやすく、偏頭痛の発作が起こりやすいのでしょう。

偏頭痛は、なんらかの理由で脳の血管が急に広がり、血管をとりまく神経を刺激するために生じます。そのため、ズキン、ズキンと脈打つような痛みとなったり、吐き気やむか

女性における偏頭痛の年代別有病率

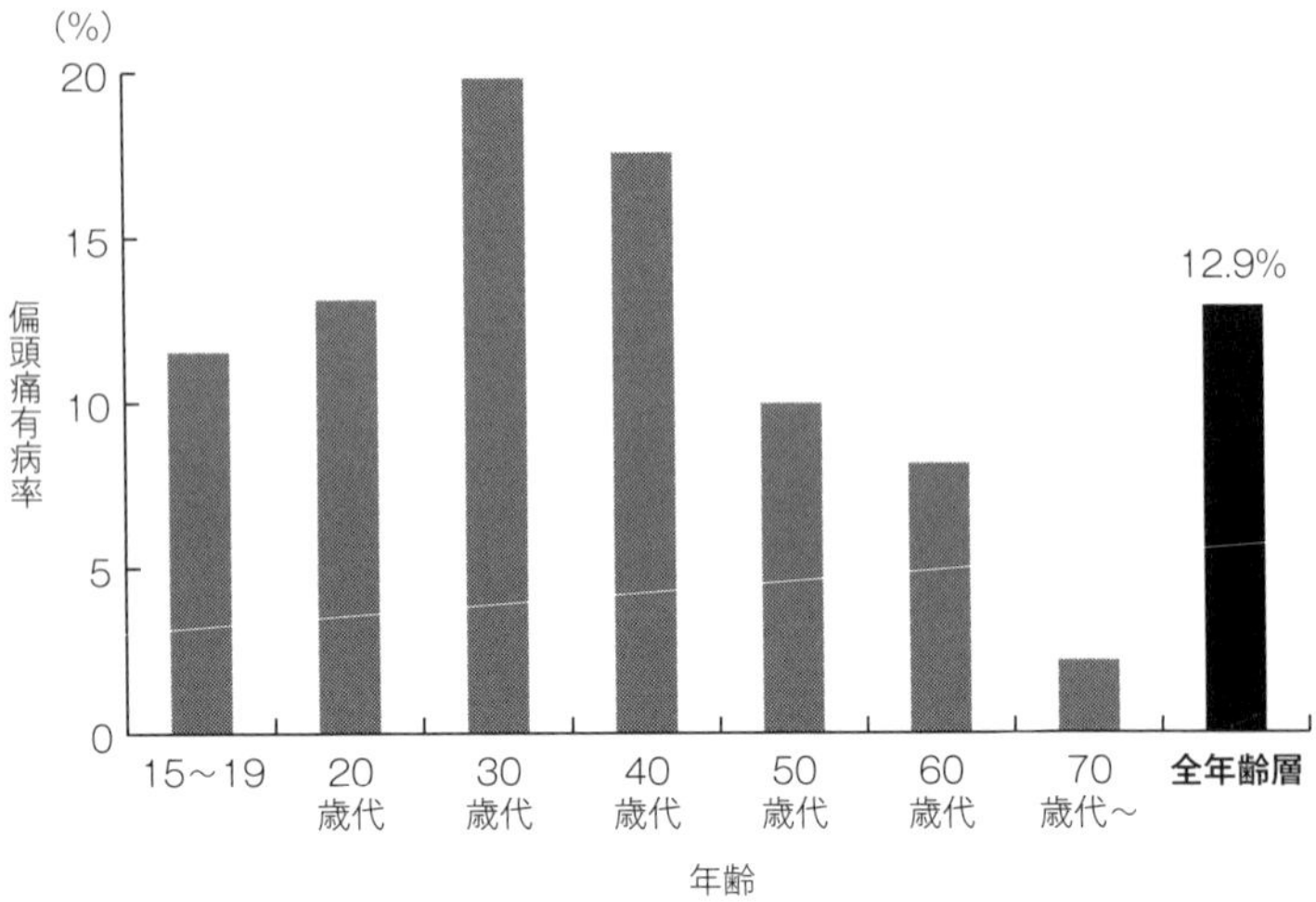

出典：Sakai F, Igarashi H. Prevalence of migraine in Japan：a nationwide survey. Cephalalgia. 1997：17：15-22.

つきを伴うほどの強い痛みになることがあります。通常、症状は半日ほどでおさまりますが、2～3日続くこともあります。また、体を動かしたり、光や音の刺激によって痛みがひどくなる傾向があります。痛みはじめる前に「目の前がチカチカする」「生あくびがでる」というような、何らかの前ぶれを伴うこともあります。

偏頭痛が男性より女性に多いのは、女性ホルモンによって痛みが誘発されるからです。女性に多くみられるのは、月経のはじまる2日前～開始後3日目までに起こる「月経関連頭痛」です。

原因は、この時期にエストロゲンの分泌が低下することです。エストロゲンには血管の収縮・拡張を調整する働きがあります。そのため、エストロゲンの量が減ると、血管の調整バランスが崩れ、血管がゆるんで一気に拡張することで痛みが起こります。

また、エストロゲンの分泌は、セロトニンの分泌と同調しやすいという特徴があります。セロトニンは精神の安定を保つのに必要な物質ですが、血流のコントロールも担《にな》っています。そのため、**エストロゲンが低下するとセロトニンによるバランスも崩れるため、より血管が拡張しやすくなります。**

このように、エストロゲンとセロトニンによる二つの作用によって、月経関連頭痛が引き起こると考えられています。

月経期間に起こる頭痛は、ほかの時期に比べて痛みが強く、持続時間が長く、発生頻度も多いのが特徴です。たいていの偏頭痛は市販の鎮痛剤を飲むだけですぐに治りますが、月経期間に起こる頭痛は、「動くのがつらく寝込んでしまう」という人もしばしば見受けられるほど、日常生活へ与える影響度が大きく、「日常生活に支障をきたす原因」の７番目にあげられています。

月経関連頭痛は、月経前後に起こることが多いため、多くの女性は月経痛の一部の症状としてとらえており、それが偏頭痛であると認識している人は少ないといわれます。また、痛みのレベルは客観的に判断できないため、まわりの人に相談できず１人で悩む女性も多いようです。

さらに、女性は10代の若いうちから定期的に偏頭痛を経験することから、医師の診察を受けることなく、適当に市販の鎮痛薬を飲んですませる人も少なくありません。毎回、それでやり過ごせているのならいいのですが、自己流の対処法で市販薬を乱用し、かえって頭痛を悪化させている人もいます。そのなかには、つらさが増すことでさらに薬を増量するなど悪循環になっている人もいます。

このように、治療薬であるはずの薬が頭痛を増悪させると治りにくくなります。偏頭痛は病気が原因ではありませんが、**市販薬では治らないほどの激しい痛みの場合は、頭痛外来など専門医のいる病院へ行きましょう。**

病院では、痛みが出ているときに使う鎮痛薬や、痛みが出る前に服用して予防的に使う薬などがだされます。鎮痛薬は、痛みの症状が軽い場合は、脳の視《し》床下部《しょうかぶ》に働きかけて痛みを抑える**アセトアミノフェン**や、**非ステロイド性抗炎症薬（ＮＳＡＩＤｓ）**が使われます。アセトアミノフェンやＮＳＡＩＤｓで改善しない場合や、中等度以上の痛みには、偏頭痛の治療薬として有効な**トリプタン**が選択されます。トリプタンには、錠剤のほかに、水なしで飲めるタイプの薬や、点鼻薬、注射薬、自宅で行う自己注射薬があり、症状や生活環境に合わせて選ぶことができます。吐き気を伴う場合は、制吐薬を併用することもあります。

一方、予防薬の主な種類は、抗てんかん薬、抗うつ薬、β遮断薬、Ca拮抗薬などで、偏頭痛予防薬として保険適用になっているのは、「ロメリジン」「ジヒドロエルゴタミン」「バルプロ酸」「プロプラノール」があります。

薬物治療以外にも、痛みが出ているときに、保冷剤などを利用して頭を冷やすと、血液の流れが減って血管が広がりにくくなり、痛みが軽くなります。また、暗い静かな場所で安静にして、洋服をゆるめてリラックスすることでも痛みが軽減することがあります。コーヒーや紅茶などカフェインを含む飲みものには血管が広がるのを抑える作用があるので、それらを適量飲むことも予防策になります。

なお、更年期も、エストロゲンが減少することで偏頭痛が起きやすくなりますが、月経後期になると症状は徐々に軽くなり、頻度も下がります。ただ、この時期は、親の介護や子どもの自立などでライフスタイルが大きく変わる時期と重なっており、精神的ストレスから頭痛が悪化することもあります。頭痛がいつまでも長引くようなら、病院で診てもらいましょう。

◆コラム　頭の「コリ」か、危険な頭痛か

偏頭痛と同じく、病気が原因ではない一次性頭痛に属する緊張型頭痛（筋緊張性頭痛）は、首筋や頭蓋骨《ずがいこつ》を覆《おお》っている筋肉にコリが起こり、それを頭痛として感じることが原因です。しょっちゅう頭痛がして、肩もこっていることがよくあります。朝よりも夕方から夜にかけてがひどく、首筋から頭部にかけて痛み、ひどいときは頭全体が締《し》めつけられるようになります。

この痛みには、コリをほぐすのがいちばんです。マッサージをしたり、お風呂に入ってゆっくり体を温めるのもいいでしょう。また、過労やストレスから筋肉が緊張して起こるので、その原因をとり除くことも必要です。こうした方法で改善しないときは、市販の鎮痛薬を使うといいでしょう。病院では鎮痛薬のほかに筋弛緩剤や、精神安定剤を使うこともあります。

なお、今までに経験したことのないような激しい頭痛が起こったときは、すぐに病院に行ってください。また、慢性の頭痛の場合でも、鎮痛剤が効かない、発熱や嘔吐《おうと》があるような場合は、一度、脳神経外科や神経内科の診察を受けた方が安心です。たとえば、嘔吐や意識障害を伴って起こる激しい頭痛は、くも膜下出血や脳梗塞の可能性が、起床時のみの頭痛が続く場合は脳腫瘍《しゅよう》の可能性があります。

頭痛は脳以外の病気が原因でも起こります。目の痛みと吐き気を伴う場合は緑内障が疑われます。また、中耳炎や歯周病、視力の低下なども頭痛の原因になります。このような場合は、原因となる病気を治療することで、頭痛は解消します。

便秘――女性は男性よりも便秘しやすい

「便秘は女性のキレイと健康の大敵」

女性の多くはこのような意識をおもちだと思います。このことは、それだけ便秘に悩む女性が多いということの裏返しといえるかもしれません。

現代女性のほとんどは便秘に悩んでいるといわれますが、実際はどうなのでしょうか。厚生労働省が平成25年に行った調査によると、便秘症だと答えた女性の割合は、20代で4・0％、30代で3・8％、40代で3・6％でした。20〜40代の男性では約0・9％となっており、便秘は女性に多いといえます。ただ、便秘の自覚のある女性が約4％というのは、「思ったより少ない」と感じた方も多いのではないでしょうか。

そこで、ほかの調査結果を見てみると、20〜50代の女性の44・2％の人が便秘を自覚しており、とくに30代では51％と半数以上の人が慢性的な便秘で悩んでいるとの報告（ブランでスッキリ委員会）や、30〜40代の女性の約2人に1人が「お通じ」についての悩みがあり、その9割は便秘で悩んでいるとのデータ（株式会社えんばく生活・株式会社サイキンソー）があります。調査方法によって結果にかなり幅がありますが、いずれにしても、**男性に比べて女性は便秘に悩む人が多いことは間違いありません。**

それでは、なぜ女性は便秘しやすいのでしょうか。

理由の一つは女性ホルモンです。女性ホルモンのうち排卵の後に出てくるプロゲステロンは、平滑筋の働きを抑える作用があります。そのため、腸の働きが鈍《にぶ》くなって、便が出にくくなるのです。また、プロゲステロンには体の水分を溜《た》め込む働きもあるため、大腸での水分吸収が高まり、便がかたくなりやすいのです。

また、女性は男性に比べて筋肉量が少ないことも便秘の一因です。筋肉を動かすと熱が発生して体が温まります。すると、体内の臓器も温まり、動きが活発になります。女性は筋肉量が少ないためお腹のなかも冷えやすく、腸の動きがよくありません。また、腹筋が弱いと便を押し出す力も弱いため、便秘しやすいのです。

さらに、ダイエットによる食習慣の乱れもあります。たとえば、摂取カロリーを減らすために朝食を抜く人がいますが、**朝食は便意（「胃・結腸反射」「排便反射」）を感じやすく、排便の最大のチャンスです。**このタイミングを外して便意が過ぎ去ってしまうと、便を送り出すための腸の蠕動《ぜんどう》運動が起きなくなって、排便のチャンスも遠ざかってしまいます。それが毎日続くと、便意自体がなくなり、頑固な慢性便秘になってしまいます。

また、便は、食べたものが消化・吸収され、カスとなって出てくるものです。ですから、食べる量が少ないとカスも少なくなり、なかなか出すほどの量が溜まりません。すると、腸での滞留時間が長くなり、それだけ水分吸収が進んで、便がかたくなって出にくくなるのです。

女性に特有な機能性便秘の要因

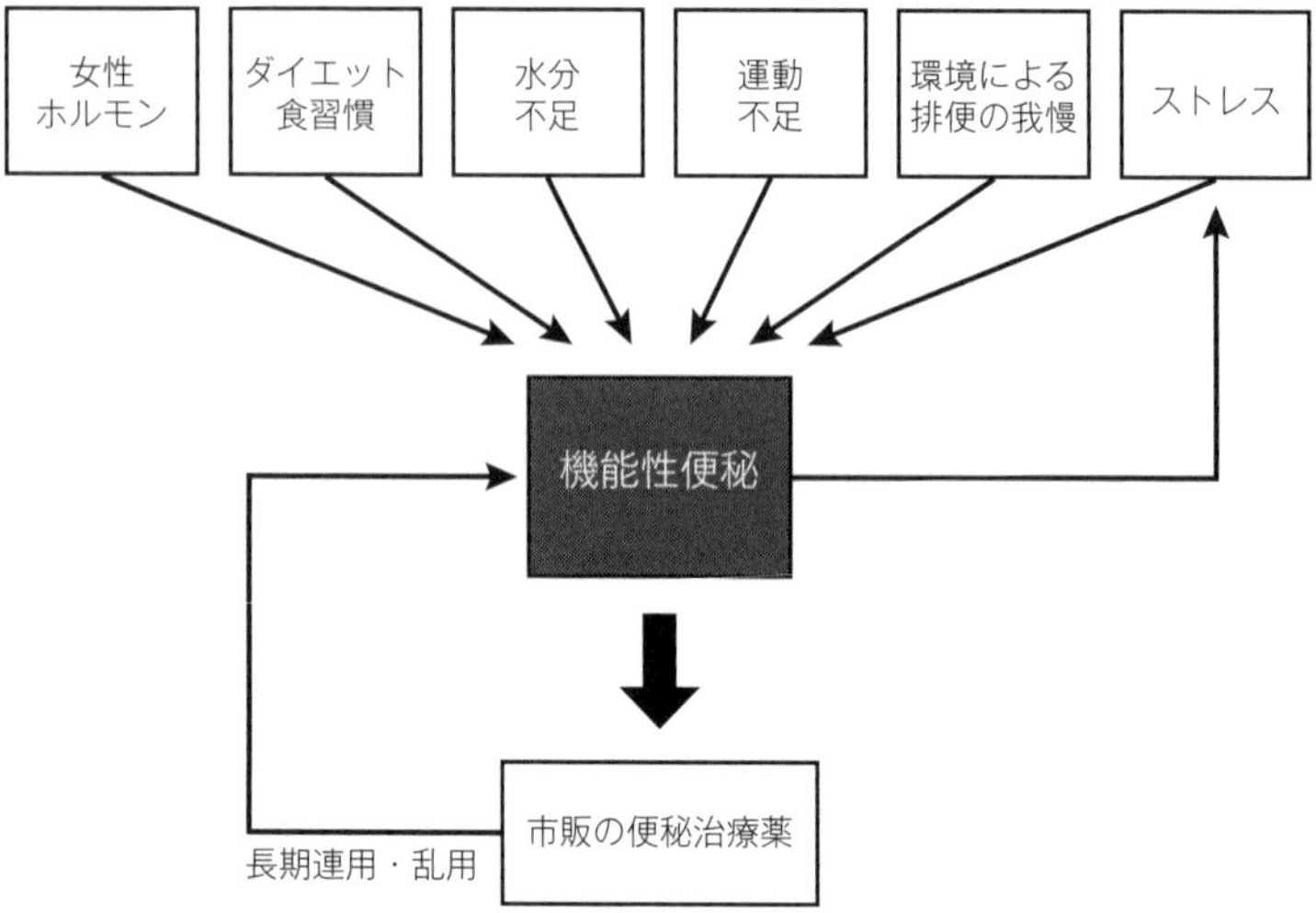

出典：「white」（Vol.5 No.1　2017）雪下岳彦、小林弘幸

さらに、トイレに行く回数を気にしたり、むくみを防ぎたいなどの理由から、水分を控えてしまうことも便秘につながります。体内の水分量が少なくなると大腸での水分吸収が増加し、便がかたくなって、出にくくなってしまいます。過《か》活動膀胱《かつどうぼうこう》などトイレが近い悩みのある人も、水分を控え過ぎると、便秘になる可能性があります。

運動不足やストレスも便秘の原因になります。運動には精神の安定を図ったり、体のリズムを整えたりする効果があります。とくに、胃腸の働きに大きな影響を与える副交感神経を活発にし、胃腸の動きを正常に保つのに役立ちます。運動不足やストレスによって、自律神経のコントロールが乱れると、大腸の働きも低下してしまい、便秘を招くことになります。

女性の場合、たとえば外出先で便意を感じてもトイレが混んでいて行けなかったり、「恥ずかしいから」と外で排便するのを我慢したりする人も少なくありません。そうして、排便を我慢してしまうことも、前述の朝食抜きによる便意喪失と同じ結果を招き、便秘を起こす原因になります。

このように、**女性は機能的にも環境因子的にも便秘しやすい傾向にあるのです。**


それでは、あらためて、あなたに質問です。

あなたは便秘だと思いますか？　それとも、正常だと思いますか？

このように伺ったのは、実は、日本では便秘の定義が曖昧《あいまい》だからです。「お通じは毎日あるもの」と思っている方も多いと思いますが、そうではありません。日本内科学会では、便秘を「３日以上排便がない状態。または毎日排便があっても残便感がある状態」とし、日本消化器病学会では「明確な定義はなく、問題となるのは排便困難や腹部膨満感などの症状を伴う便通異常（＝便秘症）」としています。

ちなみに、国際消化器病学会では、「①排便回数が週３回未満、②４回に１回以上は硬い便が出る、③4回に1回以上は排便を容易にするために指を使う、④4回に1回以上は強くいきまないと排便できなかったり、排便をしても残便感や、腸がふさがっているような感覚がある、⑤以上の症状が6ヶ月前から少なくとも3ヶ月間続いている場合に慢性便秘とする」としており、日本でもこの基準が便秘の診断に使われることが多いようです。

このように、**一般的に、3日以上便が出なかったり、1週間に2回以下の排便だと便秘といわれています。**しかし、毎日便が出ていても、かたい便が少し出るだけで残便感があるなどの自覚症状があれば便秘といえます。

さあ、あなたのお通じの状況はいかがですか？　もし、あなたが、これらの基準から「便秘かも」と感じたり、あるいは、すでに慢性の便秘に悩まされていたりするのなら、ここでしっかりと便秘を解消しましょう。

便秘は病気と考えて治す努力をしましょう

これまで医師の間でも便秘を病気としてとらえてきませんでした。しかし、近年では、「便秘症は各種生活習慣病の発症リスクの要因となっている」「便秘が各種生活習慣病の初期症状になっている可能性を考慮する必要がある」との見解が広まり、日本消化器病学会では慢性便秘症の治療ガイドラインの作成が進められています。

つまり、便秘症は病気と考えて治療したほうがいいということです。

慢性便秘を解消するための基本的な方法は生活習慣の改善です。なかでも重要なのは、腸内環境の改善です。

便秘は腸内環境（腸内フローラ）の乱れのもっとも多い指標であり、警告信号ではないかと考えられています。腸内環境の乱れが便秘を引き起こし、便秘によって悪玉菌が増加し、さらに腸内フローラが乱れるという悪循環が生まれます。したがって、腸内環境を整えることで便秘を改善し、この負のスパイラルを断ち切ることが重要なのです。

そのための手法は二つあります。**一つは、腸内細菌のバランスを整えてくれる微生物を含んだ食品（「プロバイオティクス」と呼ばれます）をとることです。**たとえば、生きたまま腸内まで届くビフィズス菌や乳酸菌を含むヨーグルトや、味噌・納豆・ぬか漬・キムチなどの発酵食品です。**もう一つは、腸内細菌のエサとなるオリゴ糖や食物繊維（「プレバイオティクス」と呼ばれます）をとることです。**食物繊維は、全粒穀物や果物・野菜などに含まれる水溶性食物繊維が有効です。

詳しくは第２章の「見た目が若くなる九つの方法　その３――腸内環境を整える」でご

説明しています。プロバイオティクスとプレバイオティクスとを日々の食事に積極的に取り入れることで、腸内環境は改善されていきます。腸内環境のバランスが整ってくると、排便もスムーズになってきます。

食事のほかに、適度な運動と水分摂取とを心がけることも大事です。運動は、たとえば、早足で歩くとか自転車に乗るなど中等度の運動を、週に最低でも2時間半ぐらい行うのが便秘改善のために望ましいとされます。

水分は1日1ℓを目安に、自分の体調によって加減しながらとってください。便意は朝食後に起こりやすいので、朝食はきちんととり、食後に排便する時間を確保しましょう。便意があってもなくても、一定時間トイレに座るようにすると排便の習慣がつくようになります。また、腹部をマッサージして腸に刺激を与えることも、便秘改善に有効との報告もあります。

ほとんどの便秘はこうした生活習慣の改善でよくなります。便秘というとすぐに下剤を使って出そうとする人がいますが、自然な排便反射によって排泄《はいせつ》するのがいちばんいいのです。安易に薬に頼るのはやめて、腸の働きを整える健康的な生活を心がけましょう。

◆コラム　クセにならず、副作用の少ない便秘薬が登場

便秘には、大腸にポリープやがんなどがあって便の通りが悪くなることで起こる「器質性便秘」と、はっきりした理由のない「機能性便秘」とがあります。

生活習慣の改善をしても変化のない場合は、器質性便秘の可能性もあるので、一度、病院を受診したほうがいいでしょう。

しかし、慢性便秘で悩んでいる人の大半は、機能性便秘です。この場合は、日常生活の工夫でたいてい治すことができますが、なかには、症状がなかなか改善しない頑固な便秘を患《わずら》っている人もいます。そのような場合には、下剤を効果的に使うことも必要になってきます。便秘を放っておくと、不快なだけでなく、痔《じ》も起こしやすくなります。女性はお産の後に痔になりやすいのですが、便秘が原因で痔になることも少なくありません。

女性が気をつけたいのは、かたい便を押し出そうとして、いきんだときに肛門が切れて出血する「キレ痔」、いきみから肛門の周りの静脈がうっ血してこぶのように膨《ふく》らむ「イボ痔」です。痔の予防のためにも、生活改善を心がけながら、必要に応じて下剤を賢く使

うことも大切です。なお、痔がなかなか治らないときは、肛門科で相談しましょう。

さて、２０１７年3月に下剤の新薬「リンゼス」（一般名：リナクロチド）が発売され、副作用が少なく極めて有効であると注目されています。

それまでの下剤は、便に水を含ませて柔らかくしカサを増やすことで排便を促す「酸化マグネシウム」と、大腸に刺激を与え動きを活発化させることで排便を誘う「大腸刺激性下剤」との二つが主流でした。後者の大腸刺激性下剤には「プルゼニド」（一般名：センノシド）や漢方の「大黄《だいおう》」、「センナ」などがあります。

しかし、酸化マグネシウムはたくさん使うとマグネシウムが体内に吸収されて高マグネシウム血症になるというリスクが、大腸刺激性下剤は連用すると耐性ができて次第に薬が効かなくなるうえ、自然な排便反射機能が失われて自力で排便できなくなるというリスクが、それぞれあって使用には注意が必要でした。

リンゼスは、これら従来の下剤とはまったく異なる作用で便秘を改善させます。リンゼスは腸管の表面にあるグアニル酸シクラーゼC受容体にくっついて腸管の水分を増やしたり、腸管の動きを活性化することで排便を促《うなが》します。また、リンゼスは体にほとんど吸収されないため、酸化マグネシウムのように体内に吸収されて腹痛を起こすこともありませんし、腸刺激性下剤のように耐性が起こることもありません。

しかも、リンゼスには、便秘に伴う腹痛や腹部の不快感を和《やわ》らげる効果もあります。便がかたくて出にくい人や、高齢者など腸管の動きが低下している人には、とくに有効とされます。このような症状でつらい思いをしている人は、内科医に相談して処方してもらうといいでしょう。

大腸がん――便秘やＡＧＥが大腸がんの原因となる

現在、日本女性の死因の第1位は大腸がんです。女性の約14人に1人がかかるとされ、女性特有の乳がんについで2番目に多く、日本の女性にとって非常に身近な病気といえます。ちなみに、男性の死因でも大腸がんは第３位と、日本人全体に著《いちじる》しく増加している病気といえます。

男性より女性に多いのは、便秘が原因と考えられています。大腸がんができやすい部位は約７割が直腸とＳ状結腸ですが、ここは便が長時間溜まりやすい部位でもあります。便には、体内から老廃物として回収された発がん物資などの毒素が含まれています。便秘によって、そうした毒性の強い物質が長くとどまっていると、発がんの危険性が高まってしまうのです。

また、大腸がんは老化物質のＡＧＥと関係していることがわかってきました。ＡＧＥについては第1章「〝酸化〟の親玉『ＡＧＥ』は最悪の老化の原因物質」（Ｐ26〜Ｐ31参照）で詳しくお話をしているので、ここでは簡単にご説明します。

食生活の欧米化によって、日本人の肉類の摂取量が増え、反対に、野菜の摂取量が減少したことで、腸内環境のバランスが崩れ、体は高たんぱく・高脂質・高血糖の状態になりＡＧＥが産生・蓄積《ちくせき》されやすくなっています。また、交通機関の発達や、リモコン一つで遠隔操作できる家電製品の広がりなどによって、日常生活の運動量が減少したことから、昔に比べると今の人たちは整腸力が落ちています。

こうしたことから、腸内に有害物質が停滞しやすく、腸内の腐敗が進んで慢性的な炎症状態になっています。この慢性的な炎症によって生成されたＡＧＥが、腸の細胞に働きかけて酸化ストレスを生成し、さらに慢性炎症を助長するという悪循環をつくりだすことが、大腸がんを発生させる大きな要因であると考えられているのです。

2015年の女性におけるがん進行予測（患者数・死亡数）

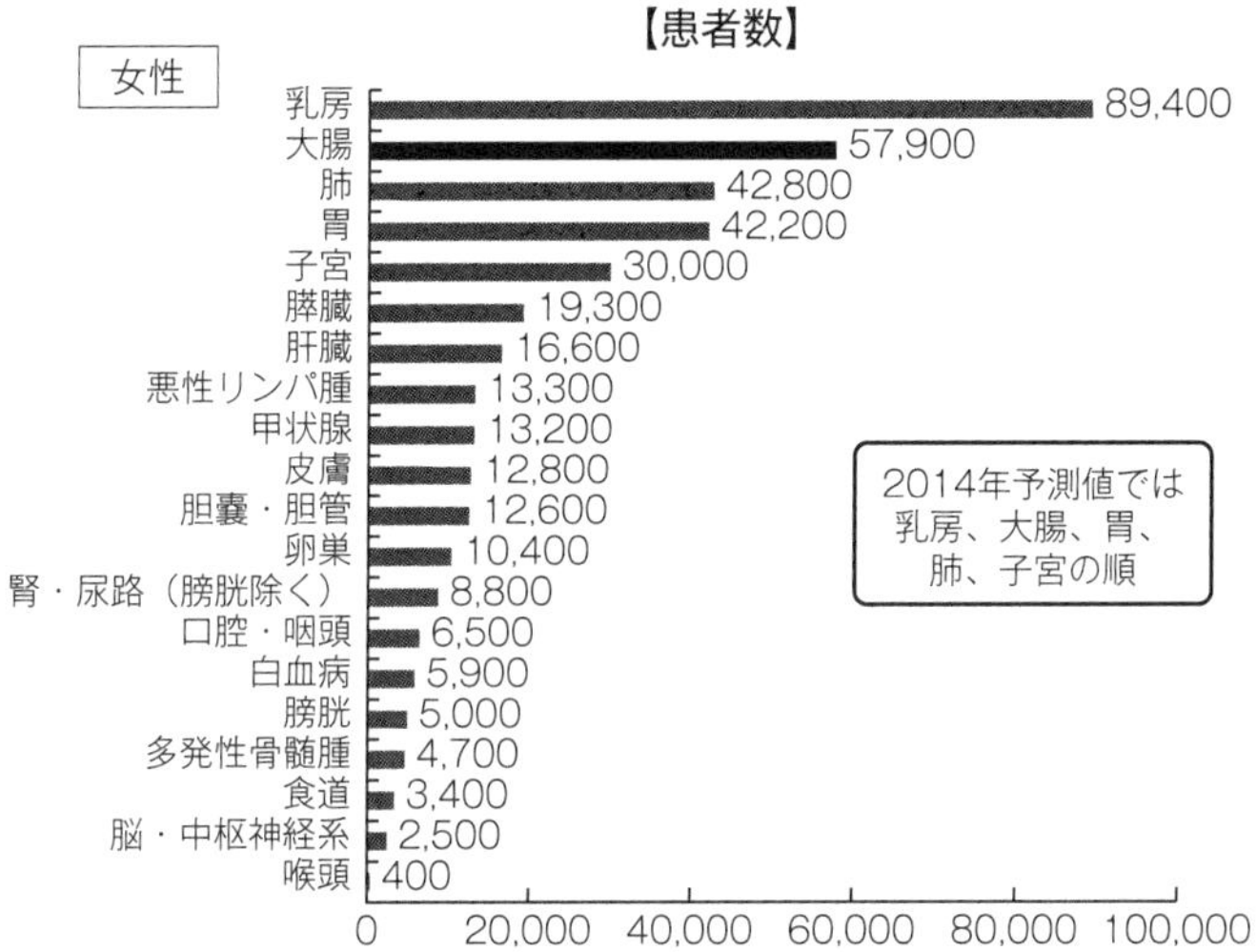

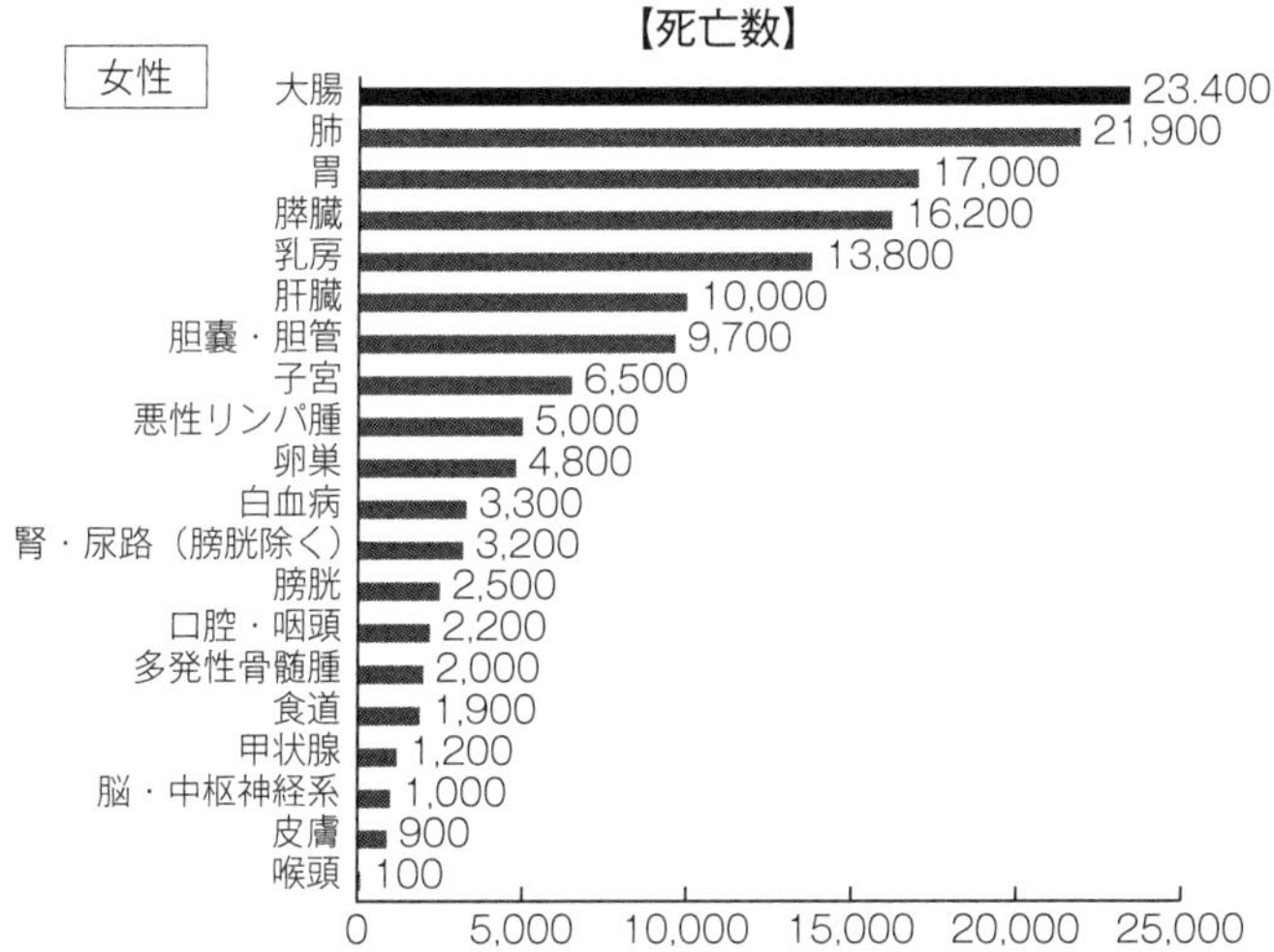

女性の患者数は乳がん第１位で、大腸がんが第２位、子宮がんが第５位、
死亡数では大腸がんが第１位で、乳がんが第５位、子宮がんが第８位

出典：全国がん罹患モニタリング集計のがん罹患数、
人口動態集計がん死亡数1975～2013年実測値（国立社会保障・人口問題研究所）

さらに、肥満も大腸がんのリスクとして知られており、女性が40代になって内臓脂肪型肥満になると大腸がんのリスクはますます高まることになります。

大腸がんの予防には、適度な運動を心がけ、肥満を予防することが重要です。活動的な人は、まったく運動しない人に比べて、半分程度しか大腸がんにならないという研究結果があります。食事に関しては、野菜や食物繊維、カルシウム、ビタミンDの多い食品が有効とされます。野菜をたくさん食べている人は、まったく食べない人の半分しか大腸がんにならないというデータがあり、食物繊維そのものだけでも大腸がんの予防になることもわかっています。反対に、チーズなど動物性脂肪や肉類のとり過ぎ、砂糖を含む食品、タバコやアルコールは危険因子です。

また、**大腸がん検診を受けることも重要です。**大腸がんは、初期段階では症状があらわれないことが多く、進行してから発見されることがほとんどです。進行すると、がんが邪魔をすることで便秘しやすくなります。また、腹部膨満感や出血を伴うこともあります。このような自覚症状があらわれたときには進行していることが多く、早期発見には検診によるスクリーニングが重要です。**自治体などで行われる大腸がんの検診では、便潜血検査が一般的です。**便潜血検査による大腸がん検診は、簡単で安く、検査を受けることで死亡率が低下するという確かな証拠もあり、非常に有効だといわれます。定期的に大腸がん検診を受けることをおすすめします。

ただ、早期がんの場合、約50％の見落としがあるともされており、便潜血検査の次の二次検査に選択されることの多い大腸内視鏡検査が早期発見にはもっとも有用とされています。

大腸がんの治療には、内視鏡治療や手術治療などがあり、ステージ（病期：病気の進行度）に基づいて選択されます。また、再発予防などのために抗がん剤による治療などの化学療法や放射線治療が行われます。大腸がんに対する化学療法の進歩は目覚ましく、一度は切除不能と診断されたがんも化学療法によってがんを小さくすることで切除可能になり、治療することが期待できるようになりました。ほかの臓器への転移がなければ、比較的予後は良好といわれています。

乳がん——早期発見・治療で9割が完治する

乳がんは女性の12人に1人がかかる、女性にもっとも多いがんです。女性全体の病気による死亡原因の第1位は大腸がんですが、30～65歳に限ってみると乳がんが第1位です。

30～40代にかけて増えはじめ、40代後半～50代の更年期にピークがあるのが特徴ですが、20代から高齢者まで幅広い年齢層の女性が乳がんになる可能性があります。

乳がんは、出産経験のない人、高齢出産の人、月経が不順な人、肥満の人、家族に乳がんの経験者がいる人などがなりやすいという傾向があります。そのため、はっきりとした原因は不明ですが、エストロゲンと遺伝子が関わっているのではないかと考えられています。

「家族に乳がんの経験者がいる人は、乳がんになりやすい」といわれることがありますが、そうした家系的な要因で発症するのは乳がん全体の約15～20％とされます。また、その半数は、「遺伝性乳がん・卵巣がん」（ＢＲＣＡ1/2）など原因遺伝子が特定された遺伝子変異によるものです。ということは、**乳がんは、血縁者になった人がいなくても、だれしもがかかる可能性がある疾患《しっかん》だということです。**

乳がんは、早期発見して適切な治療を受けることで約9割が完治するとされており、検診がきわめて重要です。

実は、乳がんの検診は、自分で乳房をチェックする自己検診がもっとも優れているといわれます。乳がんが発生すると、小さなしこりとして自分でさわることができるのです。

しこりが大きくなると、乳房の皮膚が引きつれたり、乳房にくぼみができたりします。乳首から血の混じった分泌物が出ることもあります。このように、**乳がんは自分で見て・さわって発見できる唯一のがんです。**ちょっと気をつけていれば、早期発見は難しくありません。女性には、自分のボディメンテナンスに余念のない人も多いはずです。お風呂上がりなどに行っているいつものボディケアに、ときどき「乳房チェック」を加えることで、美しいバストラインを乳がんの危険から守ることができます。

自己チェックの方法は簡単です。

全身が映るような大きな鏡の前で、両腕を上げたり下げたりした状態で、乳房にひきつれやくぼみなど形に変化がないか、皮膚の色が変わっているところはないかなど、じっくりとよく見て調べます。次に、乳房と反対側の手の指4本を使い、細く螺旋《らせん》を描くようにしながら乳房全体をさわってしこりがないかを確認します。鎖骨から脇の下、リンパ腺にも腫《は》れやしこりがないかをチェックしてください。最後に乳頭からの分泌物の有無を調べます。

自己チェックは毎日行う必要はありません。月1回ぐらい、できれば生理が終わって数日以内ぐらいがいいでしょう。閉経後の人は、たとえば、「毎月1日」というように、日にちを決めて定期的に行うのも一つの方法です。慣れないうちは、自分で乳房をさわることに抵抗があるかもしれませんが、慣れてしまえばどうということはありません。5分もあればできますので、ぜひ月1回の定例行事として習慣にしてください。

自己チェックとあわせて、乳がん検診を受けることも大切です。**乳がん検診では、超音波検診と、40歳以上を対象としたマンモグラフィ（エックス線造影）があります。**マンモグラフィでは、乳腺密度の高い人は真っ白に写って乳がんが見逃されることがよくあり、超音波と併用することをおすすめします。マンモグラフィに超音波検査を加えることで早期乳がんの発見率が1・5倍に上昇したとの研究結果もあります。

治療は、治癒率の高い手術が標準治療になっていますが、最近では乳房温存術も広く行われています。進行したがんに対しては、抗がん剤による化学療法やホルモン療法も行われますが、更年期障害や不妊、骨粗しょう症、脂質代謝異常など女性の健康に影響を与えることもあり、慎重に検討されます。

子宮体がん——閉経後は年に一度は検診を

更年期以降に気をつけたい病気の一つが、子宮内膜にできる「子宮体がん」です。40代から増えはじめ、閉経後の50～60代でピークを迎えます。発生率は子宮頸がんに比べて少ないものの、近年は増加傾向にあり、２０１９年までに罹患《りかん》率は子宮頸がんを上まわるだろうと予測されています。

発症にはエストロゲンが関与しています。エストロゲンには子宮内膜を厚くする作用があり、プロゲステロンには内膜が厚くなり過ぎるのを抑える作用があり、不要になった内膜をはがして体外に排出します。このとき、がん細胞があっても一緒にはがれ落ちて排出されます。したがって、月経のある間は子宮体がんになりにくいのです。ところが、閉経すると、このバランスが崩れてしまうため、内膜にできたがんがはがれ落ちず、どんどん溜まって増殖しやすいのです。

子宮頸がんは、妊娠・出産の経験の多い人によく見られますが、子宮体がんは、子どもを産まない人、不妊症の人、月経不順の人に多く見られるのが特徴です。また、量は多くないもののエストロゲンは脂肪細胞からもつくられるため、太っている人、糖尿病の人、高血圧の人もリスクが高いことがわかっています。さらに、動物性脂肪の多い高カロリーの食生活もリスクを高めるとされ、近年、子宮体がんの罹患率が上昇している要因と考えられています。

症状は、ごく初期には無症状のこともありますが、たいてい不正出血が起こります。これが唯一の症状ともいえるので、見逃さないようにすることが重要です。ところが、好発時期がちょうど閉経期と重なるため、「更年期の月経不順」と間違われやすく、そのため、発見が遅れることもあります。不正出血が続くような場合には、婦人科でがんでないかを調べてもらう必要があります。また、閉経後に出血したり、膿《うみ》のようなものが混じった褐色のおりものが出る場合も、すぐに病院を受診してください。

治療法は、ステージ（進行状況）によって違います。早期がんで発見すると子宮のみの、それよりやや進行していると卵巣・卵管も含めて摘出することで、ほぼ１００％治癒します。

ちなみに、自治体や会社が行う子宮がん検診は子宮頸がんが対象で、子宮体がんは含まれていません。閉経したら、年に一度は子宮体がんの検診（子宮内膜細胞診）を受けることをおすすめします。

卵巣がん――初期のうちは症状がなく発見しづらい

卵巣がんは、若い女性から高齢者まで広く発症するがんですが、とくに40～50代に多く、卵巣がん患者の半数を占めています。近年増加傾向にありますが、子どもを産まない選択をする人が増えたことで女性の排卵回数が増えたことや、同じ理由から子宮内膜症が増加していること、また、子宮体がんと同じく、食生活の欧米化による動物性脂肪の摂取量の増加も関係しているといわれています。とくに子宮内膜症の一種、チョコレート嚢胞《のうほう》からがん化することはわかっています。

卵巣は、薄い膜に覆われているだけなので、がん細胞ができると早期にほかの臓器に転移しやすく、また、ほかの臓器からのがん細胞も転移しやすいという特徴があります。ところが、**初期のうちはほとんど症状がなく、しかも骨盤の内部にできるため、発見するのが難しく、かなり進行してから見つかることもよくあります。**

卵巣がんの治療は、両方の卵巣と、多くの場合、子宮とを摘出します。周辺の臓器にまでがんが広がっている場合は、その部分や骨盤リンパ節も摘出し、さらに抗がん剤による化学療法を行うことになります。抗がん剤は目覚ましく進歩しているので、根気よく治療を続けることで改善することが可能になっています。

とはいえ、やはり早期に発見することが望ましいのはいうまでもありません。早期発見できれば、卵巣のみを摘出するだけで完治することもあります。子宮がん検診と一緒に、経腟超音波による卵巣がんの検診も定期的に受けることをおすすめします。

おわりに

1990年代初めに更年期の諸症状に適切に対応すべきであるということから、全国の大学病院で更年期・閉経外来の開設が始まりました。慶應義塾大学病院では全国で4番目の1991年に筆者が責任者となり、「中高年健康維持外来」を開設しました。この名称は、体調不良に陥《おちい》りやすい更年期女性が、いかに健康を維持するかを第一目的とし、また更年期世代のみならず、その後の老年期も健康を維持し続けて、元気に過ごしてほしいという願いから命名しました。その後、1996年には、現在の日本女性医学学会の前身である日本更年期医学会の第1回学会賞も受賞しました。

また2000年に東京女子医科大学に転出し、就任と同時に慶應と同じ名称の「中高年健康維持外来」を開設しました。このように更年期医療を中心とする女性医療に対して深い思いを抱きつつ、30年近く携《たずさ》わって参りました。

このような取り組みが、今日の成果に結びついている可能性があると思いますが、日本の女性は日常生活に支障のない健康寿命が、男性とともに世界188ヶ国中第1位となっています。しかし、国民生活基礎調査によると、女性の健康寿命は74・21歳で、晩年に人生の1/7にあたる12・4年を日常生活に支障をきたす不健康期間として過ごしています。これだけの長期間、不健康だということは、女性には大きな健康格差が生じているということです。そのため、2012年の健康日本21（第二次）において、日本は2022年までに、生命寿命の延長よりも健康寿命を延長させることと健康格差を縮小することを目標として定めています。

女性には、男性には経験できない心身の変化があります。これは女性ホルモンによるものです。この女性ホルモンの変化によってもたらされるPMS（月経前症候群）や子宮内膜症、更年期障害などの症状や疾患によって働く世代の女性の生産性は7兆円ものロスがあるといわれています。したがって女性が健康で社会や家庭で果たす役割は、計り知れないほどの財産となるのです。

さて、健康の重要性はだれもが認めるところですが、最近「見た目」が健康と老化のトータルな指標となることがわかってきました。血圧や血糖値などは一つの単一の指標でしかありませんし、寿命に関係するといわれている細胞のテロメア長よりも「見た目」はトータルな健康状態を反映する指標として有用だと、医学的にも認知されつつあります。

加齢は平等に訪れますが、老化は2倍早い人もいれば、1/2も遅い人がいるもので、そのため「見た目」に年齢差が生じるのです。健康に裏づけされた体調や表情はその人の健康や老化のバロメーターとして「見た目」にあらわれます。そして、この「見た目」は遺伝が20%、遺伝以外の環境的なものが80%といわれており、日々の努力が反映される環境的なものの方が4倍も影響が大きいので、努力のしがいがあると思います。

私は１９６４年、東京オリンピックの年に医学部に入学し、１９７０年大阪万博の年に卒業しましたが、来る２０２０年に、日本では56年ぶりに再び東京でオリンピックが開催され、２０２５年には55年ぶりの大阪万博を誘致しています。この２０２０年と２０２５年は、日本の高齢化においても重要な意味をもつ年です。

２０２０年は、75歳以上の後期高齢者数が65歳以上75歳未満の前期高齢者数を陵駕《りょうが》する年であり、2025年は、人口がもっとも多い団塊の世代の最後の方々が、後期高齢者になる年です。後期高齢者は前期高齢者よりも要支援・要介護者数が6〜8倍増加します。そのため、世界でもっともお年寄りの割合が多いわが国にとって、2020年と2025年は国家的行事ばかりでなく、社会的にも医療的にも重要な節目の年となることが予想されます。

読者の皆様には、来るべき2020年、そして2025年に向けて本書を存分にご活用いただき、「いつまでも若々しくキレイで元気」を目指して「見た目」をより一層磨いていくことで、健康度、幸福度がさらに高まることを願っております。

2017年10月

太田《おおた》博明《ひろあき》

著者略歴

女性医療の分野で、日本をリードしている第一人者。

1944年、東京都に生まれる。1970年、慶應義塾大学医学部を卒業し、1977年に慶應義塾大学医学博士を取得。1980年米国ラ・ホーヤ癌研究所留学、1995年に慶應義塾大学医学部助教授となる。2000年に東京女子医科大学産婦人科主任教授。2010年より、国際医療福祉大学教授、山王メディカルセンター女性医療センター長となる。日本骨粗鬆症学会理事長、日本抗加齢医学会理事を務め、2015年に日本骨粗鬆症学会賞受賞。

複数の専門医の資格を有し女性の全人的な医療を心がける臨床医。病気にかかる前から検診を受ける、などの予防医療の重要性を説き、女性の生涯にわたるウェルエイジングのための医療を実践している。

著書には『骨は若返る！』（さくら舎)、編著書には『ウェルエイジングのための女性医療』『女性医療のすべて』（以上、メディカルレビュー社）などがある。

NHKの「きわめびと」「ガッテン！」「あさイチ」など多数に出演。

「見《み》た目《め》」が若《わか》くなる女性《じょせい》のカラダの医学《いがく》

二〇一七年一一月九日　第一刷発行

著者　太田《おおた》博明《ひろあき》

発行者　古屋信吾

発行所　株式会社さくら舎　http://www.sakurasha.com

東京都千代田区富士見一-二-一一　〒一〇二-〇〇七一

電話　営業　〇三-五二一一-六五三三　FAX　〇三-五二一一-六四八一

編集　〇三-五二一一-六四八〇

振替　〇〇一九〇-八-四〇二〇六〇

装丁・写真　アルビレオ＋稲村不二雄

図版　朝日メディアインターナショナル株式会社

印刷・製本　中央精版印刷株式会社

ISBN978-4-86581-126-1